ALSが治っている

純金製の氣の療法「御申鈫療法」

古庄弘枝

鳥影社

口絵①

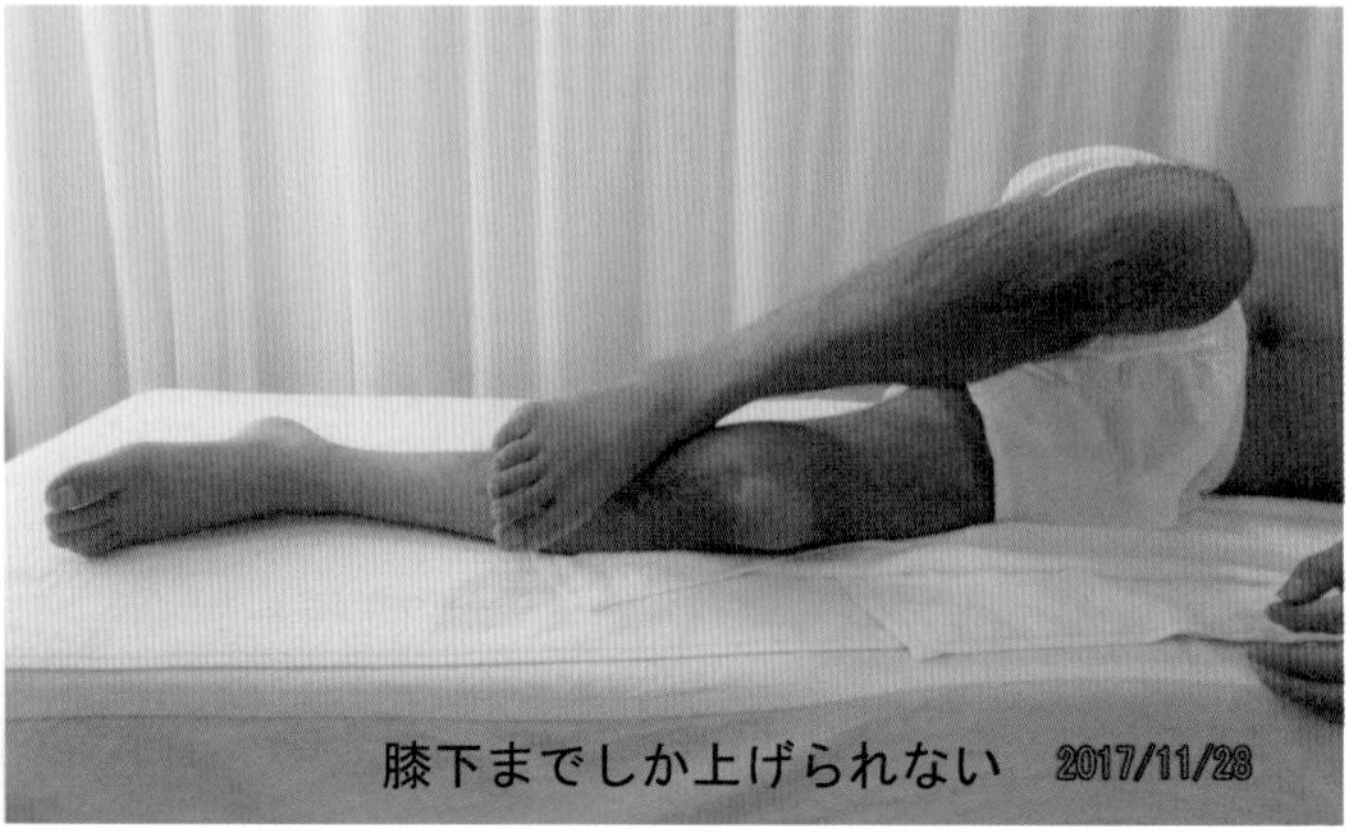

口絵②の男性　右足は膝下までしか上げられない
(2017・11・28)

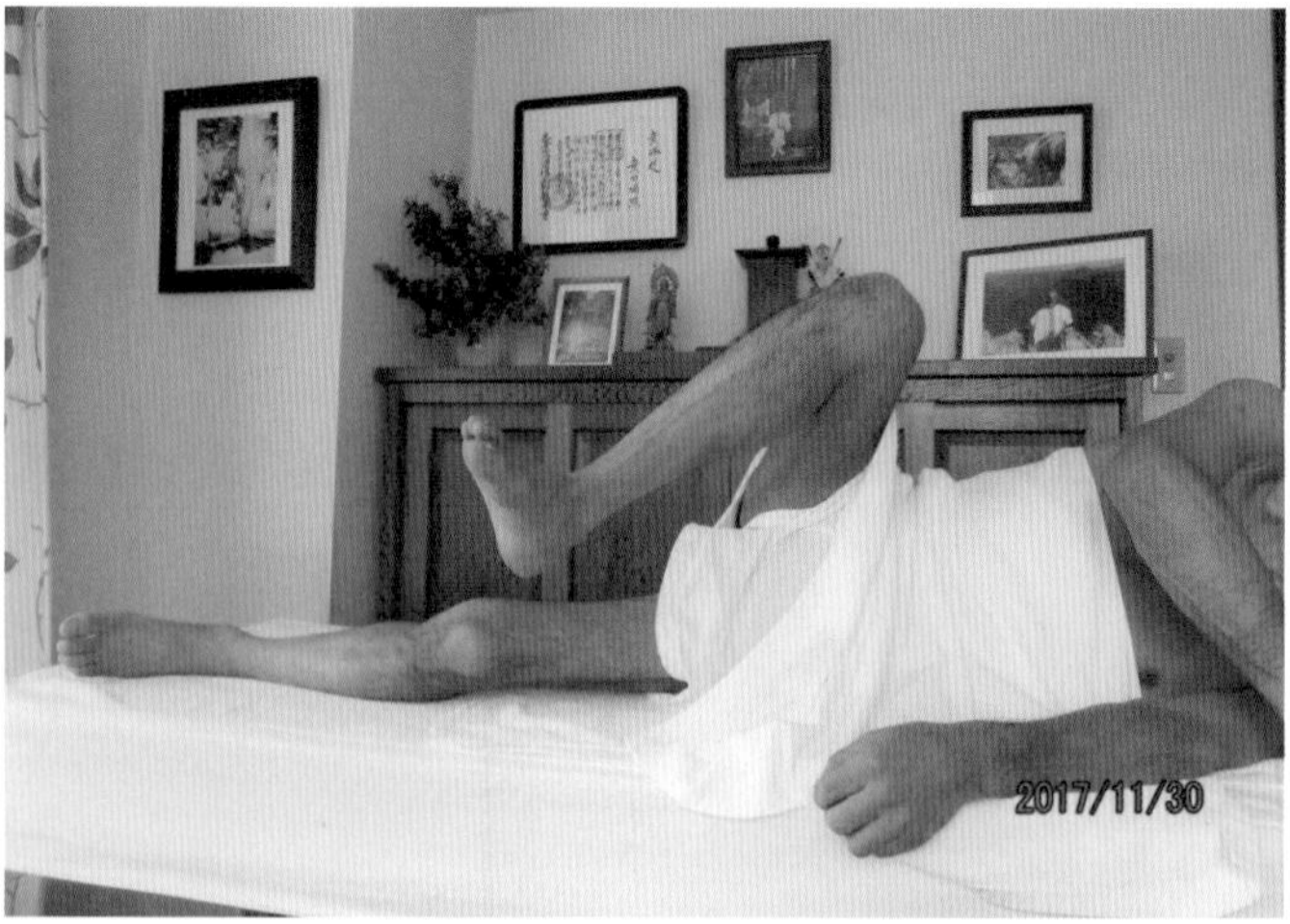

右足が膝上まで上げられるように
(2017・11・30)

口絵②

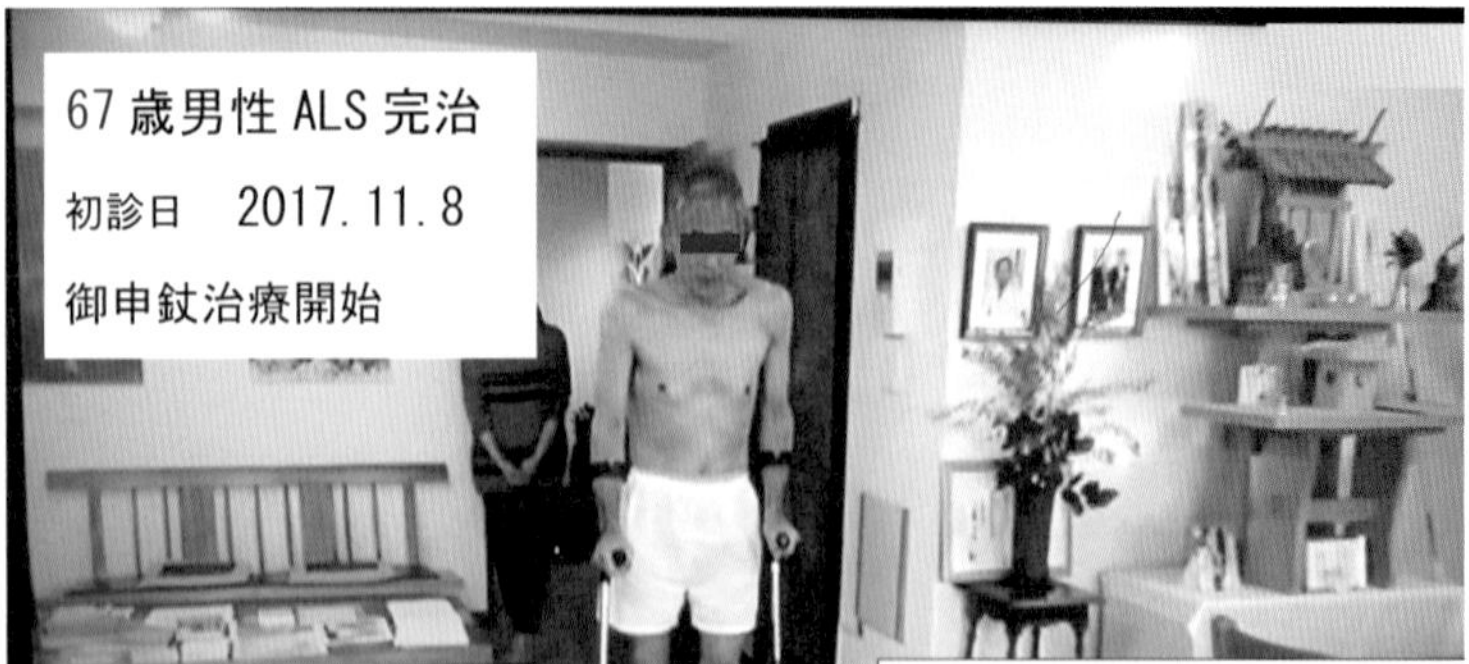

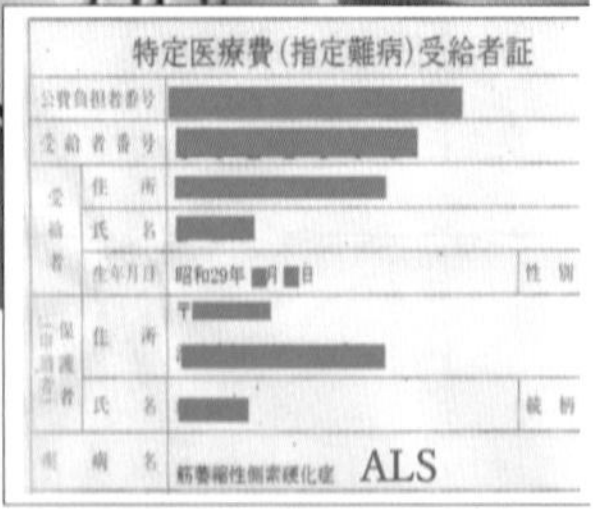

特定医療費（指定難病）受給者証

公費負担者番号		[redacted]	
受給者番号		[redacted]	
受給者	住所	[redacted]	
	氏名	[redacted]	
	生年月日	昭和29年[redacted]月[redacted]日	性別
保護者	住所	〒[redacted] [redacted]	
	氏名	[redacted]	続柄
疾病名		筋萎縮性側索硬化症　ALS	

初診日は、2本の杖を使って少し歩ける程度。
右足に力が入らない。両足とも片足で立つことができない。
3回目は1人で上京。

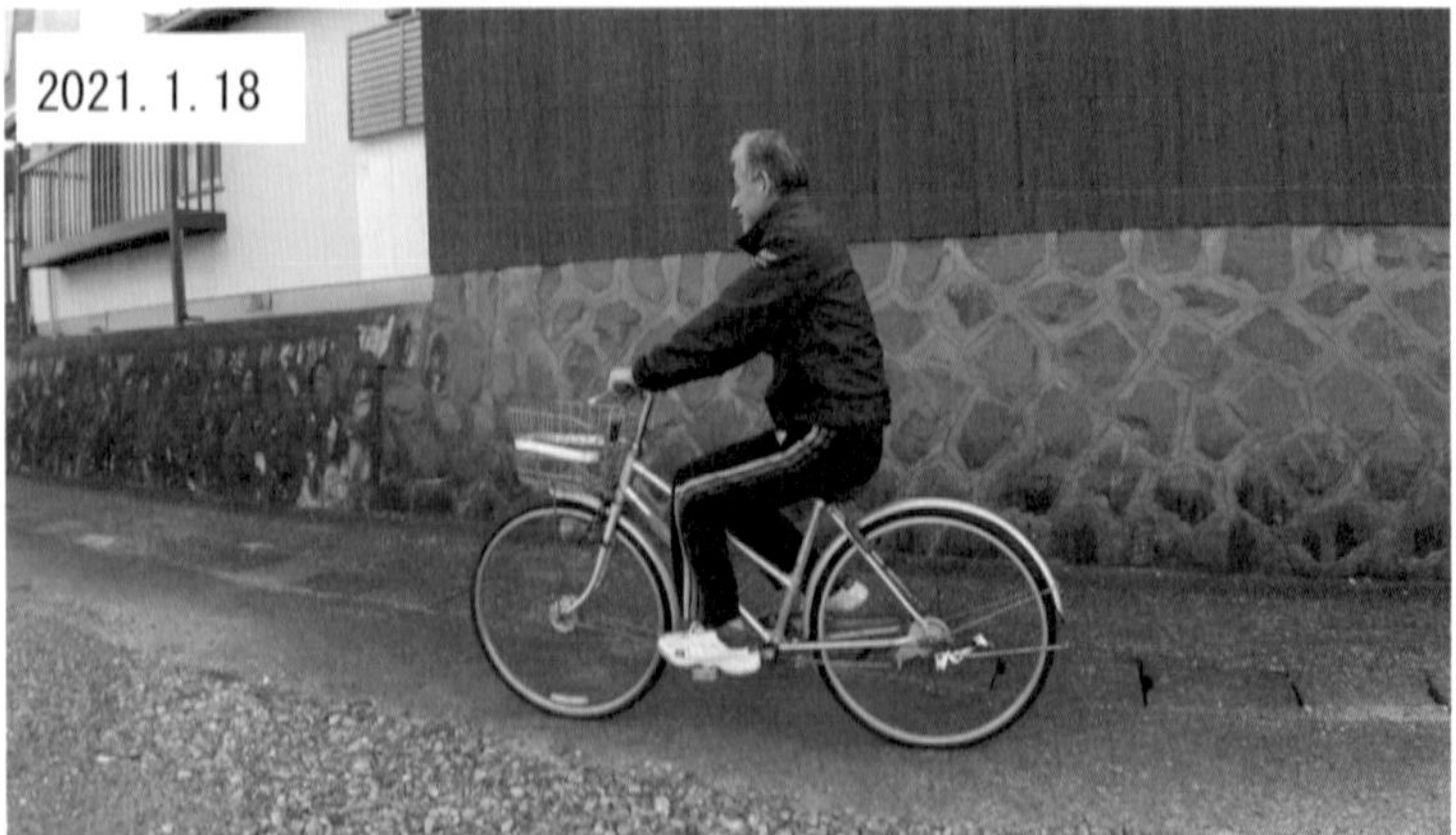

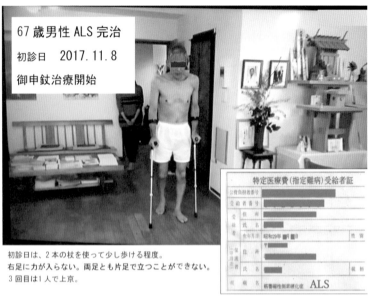

自宅で自分自身や家族が御申鈫をしている。
当初は車椅子で移動していたが、「杖なし歩行」が増え、現在は自転車で出かけている。

ALSが治った男性の記録（口絵①②）（詳細は第5章126頁）

口絵③

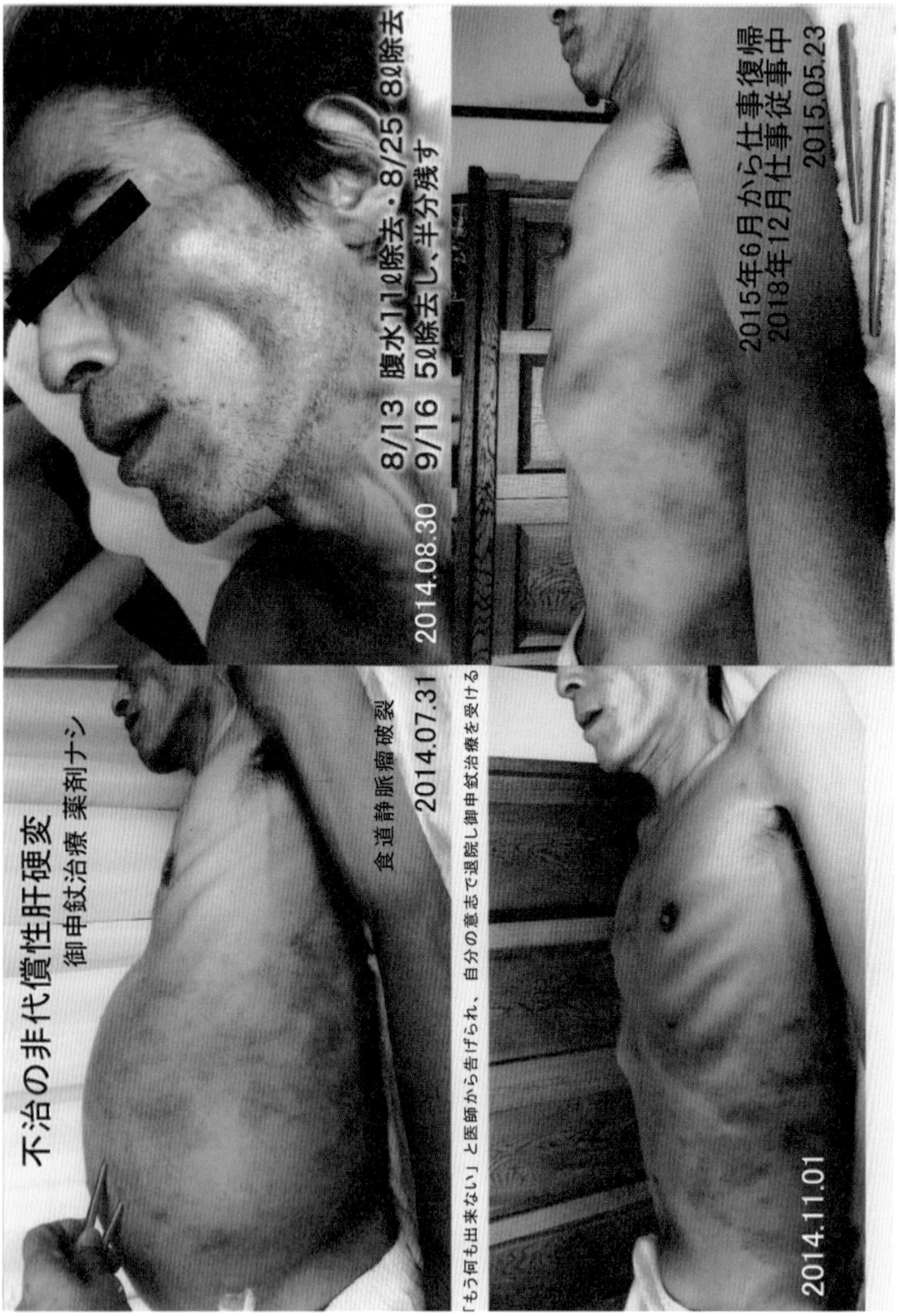

重度の非代償性肝硬変が治った男性は 2021 年 5 月現在も元気で仕事に励んでいる。

（詳細は第 7 章 228 頁）

はじめに

「え、なんでこんなにALS（筋萎縮性側索硬化症）の人たちが」

2020（令和2）年9月26日、貴峰道《きほうどう》にある4つのベッドのうち3つでALSの人が治療を受け、待合室で1人のALSの人が待っていた。

「なぜ、こんなにALSの人がここに来ているのか」。素朴な疑問だった。

ALSは、上位および下位運動ニューロン（運動神経細胞）の障害によって、徐々に全身の筋肉の萎縮が進行する原因不明の難病だ。発症すると、筋肉の萎縮と筋力低下が進むばかりで、今の医療では何一つ改善できない。「早期絶望の難病」とも言われている。

そのため、ALSと診断されると絶望感に苛まれる人が多い。それを象徴するかのように、2019（令和元）年11月、京都において、ALSを患う女性（51歳）の依頼によって、医師2人による嘱託殺人が行われている。

そんな難病中の難病であるALSの人たちが1度に4人も集まっていたのだ。

貴峰道の待合室にある大テーブルには、ここに来た人たちの「来院までの経緯」や「診療経過」が個人情報を伏せたかたちで読めるようになっている。そこには、ALS当事者やその家族の人たちの心情が綴られていた。「やっとこの場所にたどり着けた喜び」「1回の治療でどれほど回復したか」「何度目の治療でどこまで改善したか」。喜びと驚きが深い感謝とともに綴られていた。なんと、かかっている医療機関でALSの「完治証明」までもらっている人がいた。

「この事実を早く知らせなくては」。そう思ったのが、本書を書くきっかけだった。


私は2008（平成20）年以来、携帯電話基地局周辺で起こっている電磁放射線公害を取材し、基地局に関わる裁判闘争なども取材してきた。そのなかで、電磁放射線によるさまざまな健康被害を見聞きし、外国の電磁放射線を巡る動きにも注目してきた。そんななか、2020（令和2）年春には日本でも5G（第5世代移動通信システム）の本格的な商用サービスが始まった。電磁放射線被曝量がますます増える時代に突入したのだ。

そんな現状に警告を発するために『5Gから身を守る』（鳥影社）を書いた。また、電磁放射線の増大にもっとも危機感を抱く電磁波過敏症の人たちの声を新聞で紹介し（２０２０年6月10〜24日付長周新聞）、彼らの電磁放射線から身を守る方法も紹介してきた（『５Ｇストップ！　電磁波過敏症患者たちの訴え&彼らに学ぶ電磁放射線から身を守る方法』鳥影社）。そして、電磁波過敏症の人たちを取材する過程で、彼らの何人かが御中鈫《ごしんじょう》療法を受けていることを知った。「どんなものだろう。一度、自分でも体験してみたい」。そう思い、貴峰道に足を運んだのが２０２０（令和２）年8月26日のことだった。

　御中鈫療法の生みの親である貴田晞照《きしょう》さん（69歳）の療法はシンプルなものだった。「修験道の聖地である大峯山の氣を込めた純金の棒で身体中を擦り押すことで邪氣をとり、氣の流れを正しくし、生命エネルギーの場を正す」というものだ。「病の本質は邪氣」であり、「邪氣は過剰な電磁気エネルギーだ」と断言していた。その理論を30年前から展開し、実践し、奇跡的な効果を出していたことに驚いた。

　電磁放射線がさまざまな病氣の原因であることは、世界中の論文が証明している。そして、電磁放射線に被曝するとどのような症状が出てくるかは、電磁波過敏症の人たちを取材するなかでわかっていた。しかし、電磁波過敏症は病院に行っても治らない。改善するには「避ける」か「遠ざかる」以外、有効な方法はなかった。しかし、この地球上で電磁放射線のない場所を探すのは至難の業だ。その意味で、「身体の中に溜まっている過剰な電磁気エネルギー（邪氣）をとり去ることで、あらゆる病を改善する」という御中鈫療法は、画期的だった。

「21世紀の公害」と言われる電磁放射線。私たちが、この過剰な電磁放射線時代を生き抜くうえで、御中鈫療法は力強い味方となるはずだ。

なぜ、御中鈫療法がALSやあらゆる難病を改善するのか。その科学的証明をすることは、私の仕事ではない。今、ALSと診断された人、「自分はALSではないのか」と悩んでいる人に、一刻も早く、「ALSの人が治っているよ」「症状が改善されている人がいるよ」と、その事実を知らせることが私の責務だ。「知った者は知らせなくてはならない」からだ。そして、何より、ALS当事者にとっては、「病の解明」より、「治る」ことがもっとも先決で重要だ。

「ALSになっても治る可能性があるのだ」という事実を、世界中の人に、一人でも多く知らせることができれば本望だ。

ＡＬＳが治っている

純金製の氣の療法「御申鈫療法」

目次

第3章　御中鈦療法とは何か

第4章　ＡＬＳが治った　part 1

ＡＬＳが治り御申鈫療法師として活躍

後輩に触発されて御申鈫療法師に

第6章　ALSが治っている

第9章　氣の療法を世界に

文中の年齢は２０２０年現在のものです。

ALSが治っている

純金製の氣の療法「御申鈫療法」

第1章　筋萎縮性側索硬化症（ＡＬＳ）とは何か

全身の筋肉が萎縮していく

「筋萎縮性側索硬化症（ＡＬＳ）」という病気を知っているだろうか。「車椅子の天才科学者」として有名なイギリスの理論物理学者、スティーブン・ホーキング博士（１９４２〜２０１８年）が21歳で発症した病気だ。

例えば、脳で「口や手を動かしたい」と考える。すると、頭のなかの上位ニューロン（運動神経細胞）から、その命令が神経線維（錐体路）を伝わって下りてくる。そして、脳幹あるいは脊髄で次の下位ニューロンに命令を伝える。その後、この命令は実際に口や手につながっている下位ニューロンの神経線維を伝わり、筋肉に到着する。

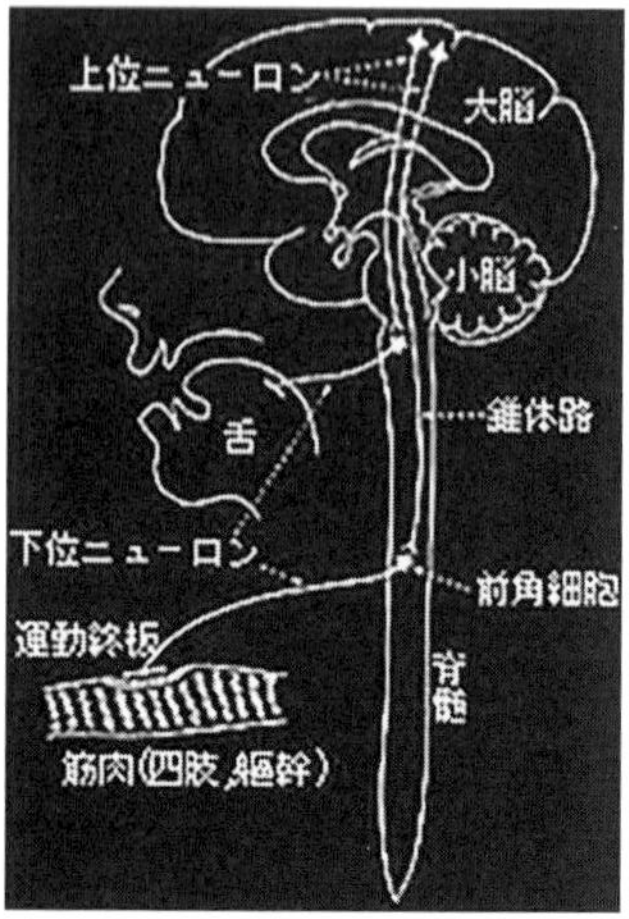

図1　上位ニューロンと下位ニューロン（日本ALS協会のHPより）

ところが、ＡＬＳの場合、命令の乗り換えの場所（前角細胞）から始まる下位ニューロンと、脳から下りてくる上位ニューロンの両方が障害される。そのため、筋肉に命令が伝わらず、結果的に筋肉を動かすことができなくなってしまうのだ（図1参照）。

原因は不明で、今の医療では根治療法がないばかりか、何一つ改善する手立てもない。そのため、「早期絶望の難病」とも言われている。遺伝と関係なく発病する人（孤発性）が約90～95％、遺伝によるもの（遺伝性・家族性）が5～10％と言われている。

症状の現れ方や進行具合は人によって異なるが、病気の進行とともに、手足をはじめ身体の自由がきかなくなり、話すことや食べることが不自由になり、最後には呼吸することも困難になる。２～５年で身体が動かせなくなり、命の危険にさらされるという過酷な病気だ。

脳も五感も正常だが、身体が動かない

一般的には、初期症状として、「手や足に力が入りにくくなるタイプ」が５人中３人、「舌や口が動きにくくなる（球麻痺症状）タイプ」が５人中２人と言われている。最終的には、手足と口の両方に障害は進んでいく。

しかし、感覚や自律神経は障害されないため、聴覚・味覚・温痛覚・振動覚などはあり、

排尿・排便なども正常のままだ。また、眼球運動も正常のまま。つまり、脳は正常に機能（意識もあり、知能の働きも変わらない）し、五感（視・聴・嗅・味・触）も正常なのに、身体が動かないという病気だ。

「ALS」は英語名「Amyotrophic lateral sclerosis」の頭文字をとった略称。amyotrophic（アミオトロフィック）は「筋肉が縮むこと（筋萎縮）」。lateral（ラテラール）は「側部」。sclerosis（スクレローシス）は「壊れたあとが硬くなって働かなくなってしまうこと」。

欧米では「運動ニューロン病」（motor neuron disease＝MND）と呼ばれている。そのため、国際的にはALS／MNDと併記して使われることが多い。

また、シャルコー（フランス人）によって初めて臨床的、病理学的な特徴から一つの疾患単位として報告された（1869年）ことから「シャルコー病」とも呼ばれている。アメリカでは、元ヤンキースの打撃王、ルー・ゲーリックがALSであったことから「ルー・ゲーリック病」とも言われている。

疲れを知らずに走り続ける鉄の馬「アイアン・ホース」と言われたゲーリックが、37歳という若さでALSのためにこの世を去ったのは1941（昭和16）年6月2日。米大リーグ機構は2021（令和3）年から、6月2日を「ルー・ゲーリックの日」とすることを決めた。ゲーリックの偉大な実績を思い起こすとともに、今も難病であるＡＬＳの治療への支援を求めていく日としている。

認知度・寄付金に貢献の「アイス・バケツ・チャレンジ」

ＡＬＳという病気が世界的に知られるようになったきっかけの一つに、２０１４（平成26）年夏にアメリカで始まった「アイス・バケツ・チャレンジ」がある。これは、元大学野球選手でＡＬＳ患者のピート・フレーツさんが呼びかけたもので、ＡＬＳに関する研究に対して、人々の関心と資金を集めることが目的だった。

人々はバケツに入った氷水を頭からかぶるか、または、アメリカＡＬＳ協会に寄付するかを選ぶ。アメリカで始まるとフェイスブックなどのソーシャルメディアや動画共有サイトのＹｏｕＴｕｂｅなどをとおして社会現象化し、他の国へと急速に広まっていった。キャンペーンは世界的に大きな反響を呼び、参加者のなかにはビル・ゲイツ、孫正義、千住博、山中伸弥など各界の著名人や政治家も含まれ、寄付金の増額やＡＬＳの認知度向上に貢献した。

この結果、アメリカＡＬＳ協会には７月29日からの３週間で１３３０万ドル、米・ハフポスト紙（2016年7月30日付）によると総額8850万ドル（約90億円）の寄付金が寄せられた。

また、日本でも日本ALS協会によると、同協会には8月18〜22日の間に394万円（前年の年間分に匹敵）が寄せられた。2014年11月末までには約3755万円の寄付が集まった。これは、過去20年間分（約7688万円）の半分にちかい額だという。

米・ハフポスト紙（2016年7月30日付）によると、アメリカではこの寄付金によって、「プロジェクトMinE」（家族性・遺伝性のALS研究で過去最大規模）というALS研究プロジェクトが立ち上がり、NEKIというALSに関連する遺伝子が発見されたという。

ALSビデオ日記『ギフト　僕がきみに残せるもの』

2016（平成28）年にアメリカで公開され、世界的に話題になった映画に『ギフト僕がきみに残せるもの』がある。これは、プロアメリカン・フットボールの最高峰NFL（National Football League）のチーム、ニューオーリンズ・セインツのスター選手だったスティーヴ・グリーソンが、ALSと診断されてからの日々を記録したドキュメンタリーだ。1500時間を超えるビデオ日記を約2時間に編集している（写真1参照）。

全米が涙したというこの作品は、ＡＬＳと診断されたグリーソンが、まだ見ぬ我が子に対して贈ったギフト。ＡＬＳ診断から6週間後に妻（ミシェル）の妊娠がわかったときから、ビデオ日記を撮り始める。「君が生まれるとき、もう僕は君を抱きしめられないかもしれない」という思いからだった。

２００８（平成20）年に引退してから、引退後の人生を謳歌していたグリーソンがＡＬＳと診断されたのは２０１１（平成23）年。診断後の余命は2〜5年と宣告される。本作には２０１１（平成23）年から２０１５（平成27）年までのグリーソンとその家族が記録されている。

観客はグリーソンをとおして、ＡＬＳという病気が具体的にどのように進行していくのかを時間を追って理解することができる。

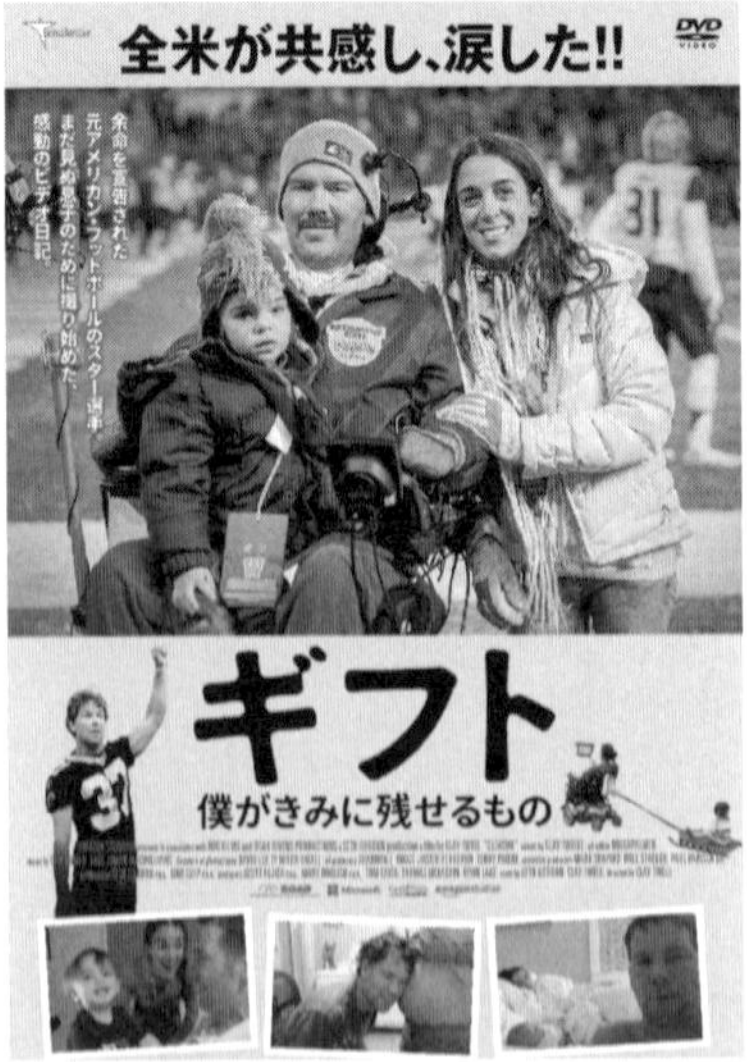

写真１『ギフト 僕がきみに残せるもの』カバー写真（発売・販売元：トランスフォーマー）

３年後、人工呼吸器装着

２０１１（平成23）年、グリーソンがまだ見ぬ子ども（妻のお腹の中の胎児）に話しかける言葉はしっかりとしている。同年にはトライアスロンにも参加。

診断の４カ月後。彼は妻と二人で2カ月間、アラスカを旅行する。

診断から９カ月後。ビデオに向かって話しかけるグリーソンは喋りにくそう。そんな彼をサポートするために財団「チーム・グリーソン」が結成される。

そして念願の息子・リヴァースが誕生する。このとき、グリーソンは息子を抱いてあやすことができている。

２０１２（平成24）年。グリーソンは車椅子を使う練習をし、視線で文字を入力するパソコンの使い方を訓練し始める。食事は妻に食べさせてもらい、ベッドに上がるのも介助が必要に。

２０１３（平成25）年。グリーソンの意思伝達は視線入力のパソコンとなる。

２０１４（平成26）年。人工呼吸器をつけないと余命はあと数週間と告げられる。人工呼吸器を装着することを選ぶ。

２０１５（平成27）年。息子は４歳に。グリーソンの移動は車椅子。意思の疎通は視線入力装置（合成音声）となっている。

「Answer ALS 研究プログラム」

「病に白旗はあげない」というグリーソン。ＡＬＳ患者の支援活動に力を入れてきた彼と「チーム・グリーソン」は２０１４（平成26）年、研究者、患者、介護者、ＡＬＳ関係者を一堂に集めたサミットを開催する。スローガンは、「まったく新しい考え方（Think differently）で、生きているうちにＡＬＳを根絶する計画を立てよう」というものだった。

サミットがきっかけとなって、「Answer ＡＬＳ研究プログラム」が、ロバートパッカードＡＬＳ研究所、チーム・グリーソン、その他の参加者の協力によって設立された。

アバナード株式会社（本社・米国）のプレスリリース（２０１９年12月19日）によると、この「Answer ＡＬＳ研究プログラム」は、ジョン・ホプキンズ大学とロバートパッカードＡＬＳ研究所による世界最大のＡＬＳ研究プロジェクト。アバナードなどテクノロジー企業と協力することでこれまでにない高度な生物学的解析を実施することを目的としているという。

ロバートパッカードＡＬＳ研究所先導のもと、約24の組織と１０００人の患者、数兆のデータポイントを核に、ＡＬＳ患者をグループ分けし、各グループに適した治療法を開発することで、患者が生き生きと人生を楽しめるようになることを願って活動しているということだ。

ＡＬＳ嘱託殺人事件

元アメリカン・フットボール選手のスティーヴ・グリーソンは、人工呼吸器装着を選択することで生きることを選んだ。一方、人工呼吸器の装着を選ばず、亡くなる人も多い。厚生労働省の調査によると、人工呼吸器をつける選択をする人は３割、つけずに亡くなる人が７割だという。

２０１９（令和元）年11月に京都市で起きた「ＡＬＳ嘱託殺人」は、ＡＬＳという病気の過酷さを改めて私たちに突きつける事件だった。これは、ＡＬＳの女性患者・林優里さん（51歳）がＳＮＳで知り合った、主治医ではない医師二人（大久保愉一医師・山本直樹医師）に自身の殺害を依頼して、亡くなったという事件だ。

「ＡＬＳ患者嘱託殺人事件〜当事者たちの声」（ＮＨＫ・ＷＥＢ特集２０２０年10月13日）などによると、京都出身の林さん（１９６８年生まれ）は大学を卒業後、百貨店に勤務していたが、建築家を志してアメリカの大学に留学した。帰国後は東京の設計会社に就職。ところが、２０１１（平成23）年、43歳のときに突然ＡＬＳを発症した。

そのため、仕事を辞めて実家のある京都に戻った。生活保護を受け、ヘルパーの支援を受けながらマンションで一人暮らしをしていた。車椅子で外出もしていたが、1年ほどで寝たきり状態に。コミュニケーションの手段は文字盤と視線入力のパソコンだった。このパソコンを使って、林さんはツイッターやブログにさまざまな文章を投稿した。

そのなかには次のような文章がある。「動かない食べられない話せない身体」「屈辱的で惨めな毎日がずっと続く。ひとときも耐えられない」

２０１９（令和元）年の林さんは24時間の介護を受け、自分の意思で動かせるのは眼球だけ。胃ろう（胃と体外とを腹壁を通じて直接連絡する開口部）を造設していた。

主治医に安楽死への協力を依頼したが、応じてはもらえなかった。彼女がとった手段は、ＳＮＳを通じて知り合った医師二人に１３０万円を振り込んで、殺人を依頼することだった。それに応じたのが、上記の医師たちだった。

彼らは、２０１９（令和元）年11月30日午後5時半ごろ、林さんのマンションを訪れ、彼女の胃ろうに鎮静薬を投与した。林さんは急性薬物中毒で死亡した。

この殺害で、大久保・山本医師は逮捕され、2020（令和2）年8月13日、京都地検から嘱託殺人の罪で起訴された。嘱託殺人罪とは、被害者本人の依頼や同意に基づき、殺害する行為に適応される罪。

ALSという病気の悲惨さ、残酷さが、主治医以外の医師に依頼してまで死を選んだ林さんの存在によって浮かび上がった。

ALSの一助二助ときには大助になる御申鈫療法

2011（平成23）年という年は、奇しくも前出のグリーソンと林優里さんがALSを発症した年だった。

もし、まだALSの症状が進んでいない2011（平成23）年に、グリーソンや林さんが御申鈫療法（第3章参照）を知っていたらと思わずにはいられない。なぜなら、早期に御申鈫療法を行えば、治る可能性も改善する可能性もあるからだ（第4・5・6章参照）。

日本貴峰道協会（貴峰道）で、多くのALS患者の治療に当たってきた貴田晞照さんは、次のように言う。

「私は重症のALS患者を治療していますが、ALSほど悲惨で残酷な病気はありません。

ＡＬＳを治すとはけっして言いませんが、必ず一助、二助にはなります。ときとして大助になります。大助になるには、筋肉が落ちるなどの症状があまり進行していない早期での治療が必要です」

ＡＬＳがどのように治り、改善しているのかを早く知りたい方は、第４章からお読みください。

ＡＬＳ患者40年間で24倍に

世界中にはＡＬＳ患者が推定約４０万人いると言われている。そして、毎年、約５６００人がＡＬＳと診断されていると。

アメリカＡＬＳ協会によると、アメリカには約2万人のＡＬＳ患者がおり、毎日15人がＡＬＳと診断されているという。

日本はどうなのだろうか。厚生労働省によると、２０１９（令和元）年度末現在、９８９４人がＡＬＳと診断されている。ＡＬＳは10万人に7～8人の割合で発症すると言われている。日本の場合、発症数は50～70代に多い。

２０１５（平成27）～２０１９（令和元）年の統計で見ると、毎年、10代が２～４人、

表1　ＡＬＳ年代別統計　２０１５年～２０１９年

	総数	10～19歳	20～29歳	30～39歳	40～49歳	50～59歳	60～69歳	70～74歳	75歳以上
２０１５年	９４３４	４	１７	１２３	５０３	１１４９	３１００	１８５８	２６８０
２０１６年	９５５７	２	１９	１２１	５４７	１１２３	３０９４	１７２４	２９２７
２０１７年	９６３６	２	１８	１１３	５４９	１１６９	２９２４	１８５３	３００８
２０１８年	９８０５	２	１５	１２２	５３３	１１８８	２７２３	１９９４	３２２８
２０１９年	９８９４	２	１９	１０９	５３３	１２３９	２６０７	２１０４	３２８１

（厚生労働省衛生行政報告例を基に作成）

20代が15～19人、30代が１１３～１２３人、４０代が５０３～５４９人、50代が１１２３～１２３９人、60代が２７２３～３１００人、70～74歳が１７２４～２１０４人、75歳以上が２６８０～３２８１人となっている（表1参照）。

　ＡＬＳ患者の総数は、１９７５（昭和50）年には４１６人だったが、２００５（平成17）年には７３０２人となり、２０１４（平成26）年には９９５０人となっている。実に40年間で24倍に増えている（表2参照）。

　一般的に、高齢者にＡＬＳ発症者が多いため、超高齢化社会に入って人々の寿命が延び

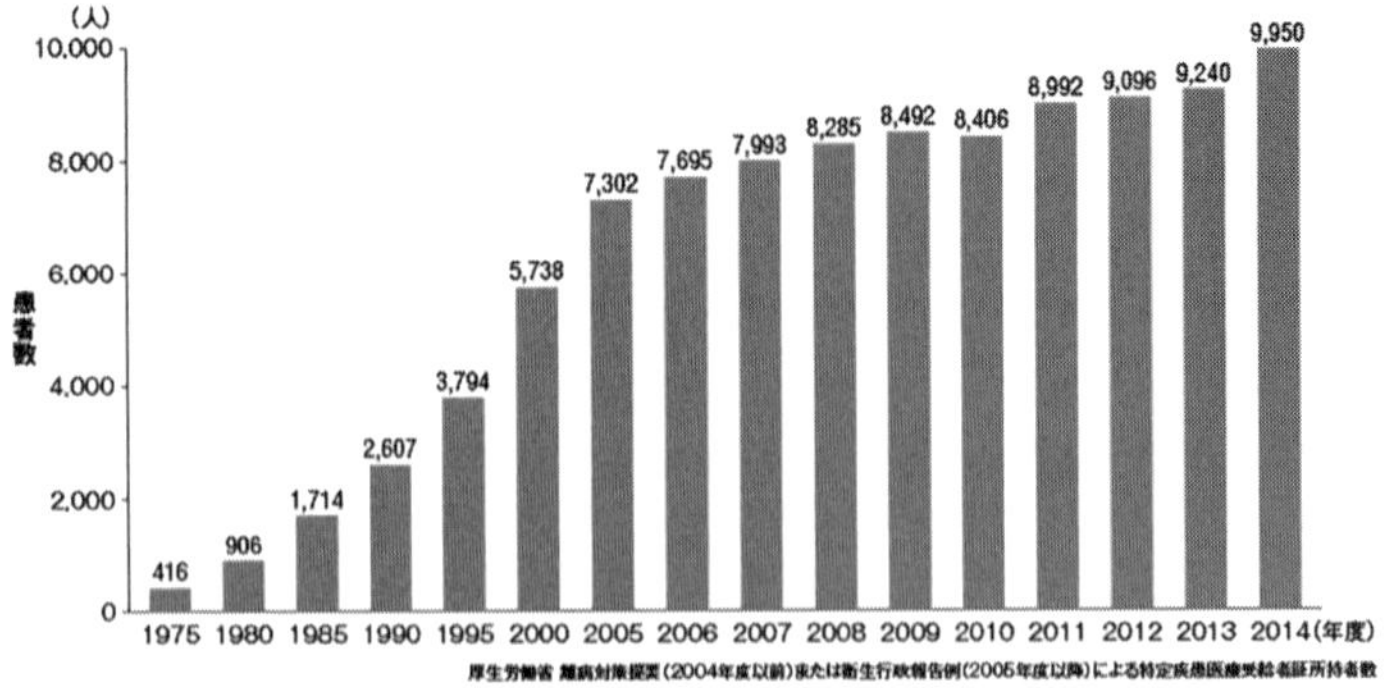

表2　ALS国内患者数の推移
（田辺三菱製薬「筋萎縮性側索硬化症 ALSステーション」のサイトより）

たゆえに患者が増えたと言われている。しかし、貴峰道を訪れる患者には30代の人など若い人も多い。長寿化だけが理由とは思えない。

患者が増えている大きな要因の一つに、環境中の電磁放射線量の増加があるのではないだろうか。

第2章　世界一電磁放射線規制のゆるい国・日本

自然な電磁放射線レベルの10の18乗（百京）倍

人間は、心臓の活動電位（心電図）や、脳から自発的に発生する電位変動（脳波図）が測れるように、微弱な電気で動いている。そして、「地球の脳波」と言われるシューマン共振波という微弱な電磁放射線と共存してきた。シューマン共振波の波長は7・8Hz（ヘルツ）～20・3Hzで、人間の脳波のα波やβ波の周波数帯とほぼ一致している。

ところが、1990年代から携帯電話の普及に伴って、大気中の電磁放射線量が爆発的に増えてきた。この携帯電話などに使われている電磁放射線は、主に700MHz（メガヘルツ、1秒間に7億回振動）帯から3GHz（ギガヘルツ、1秒間に30億回振動）帯で高周波（マイクロ波）と呼ばれるものだ（図2、3参照）。

アメリカを代表する疫学者デヴラ・デイヴィスは、その著書『携帯電話　隠された真実』（東洋経済新報社）のなかで、2011（平成23）年段階の人工高周波レベルについて次のように述べている。

「世界中で使われている人工の高周波への曝露について、現在指導されている推奨レベルは、ほんの100年前に人類が浴びていた自然レベルの1兆倍以上です」。1兆倍とは10

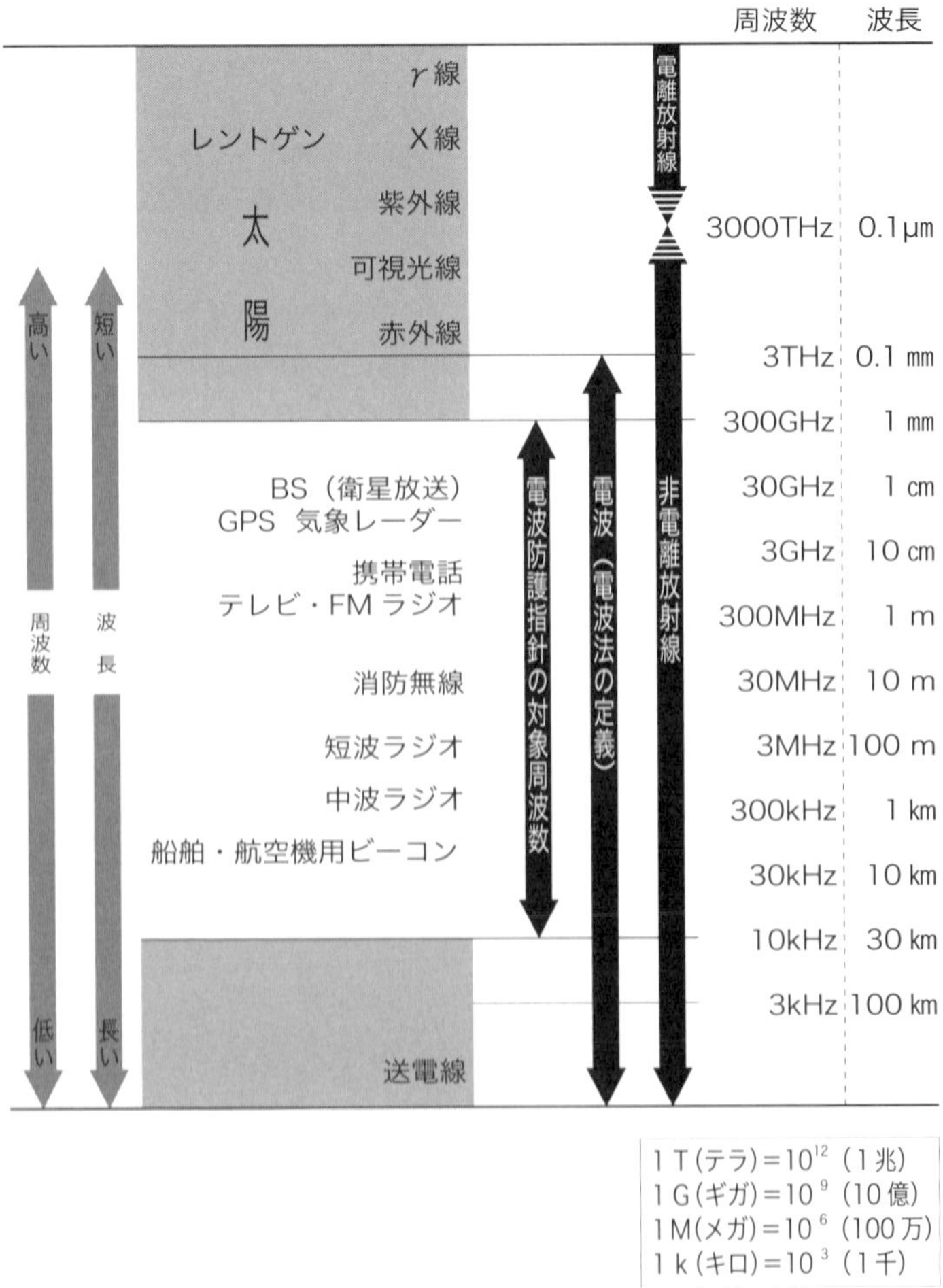

図２　周波数による電磁放射線の分類

（古庄弘枝著『スマホ汚染』鳥影社より）

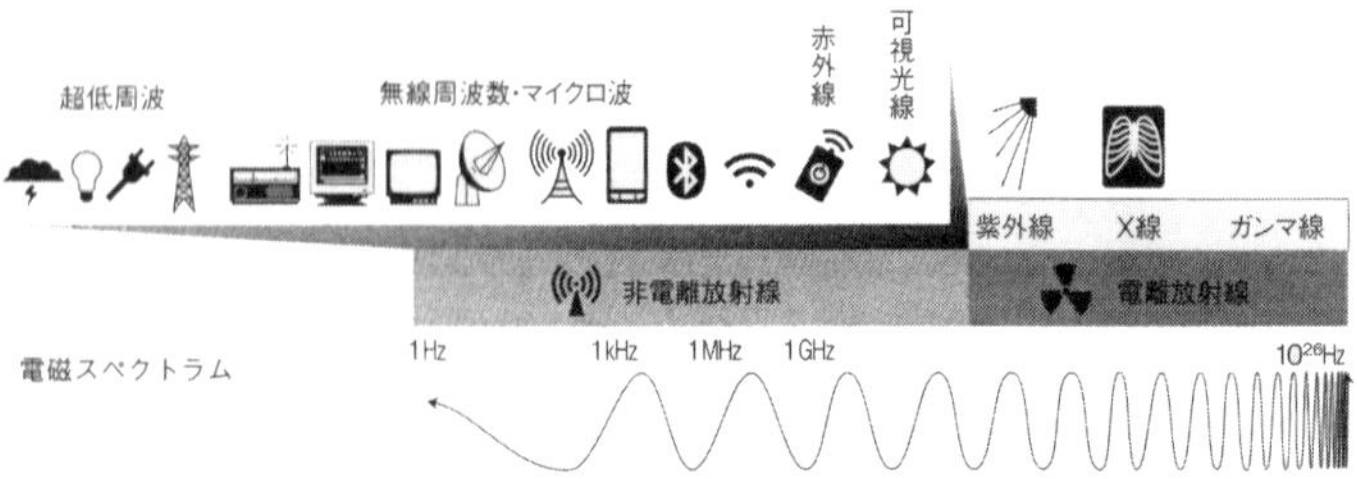

図3　電磁放射線の種類と用途

（マーティン・ブランク著・近藤隆文訳『携帯電話と脳腫瘍の関係』飛鳥新社より）

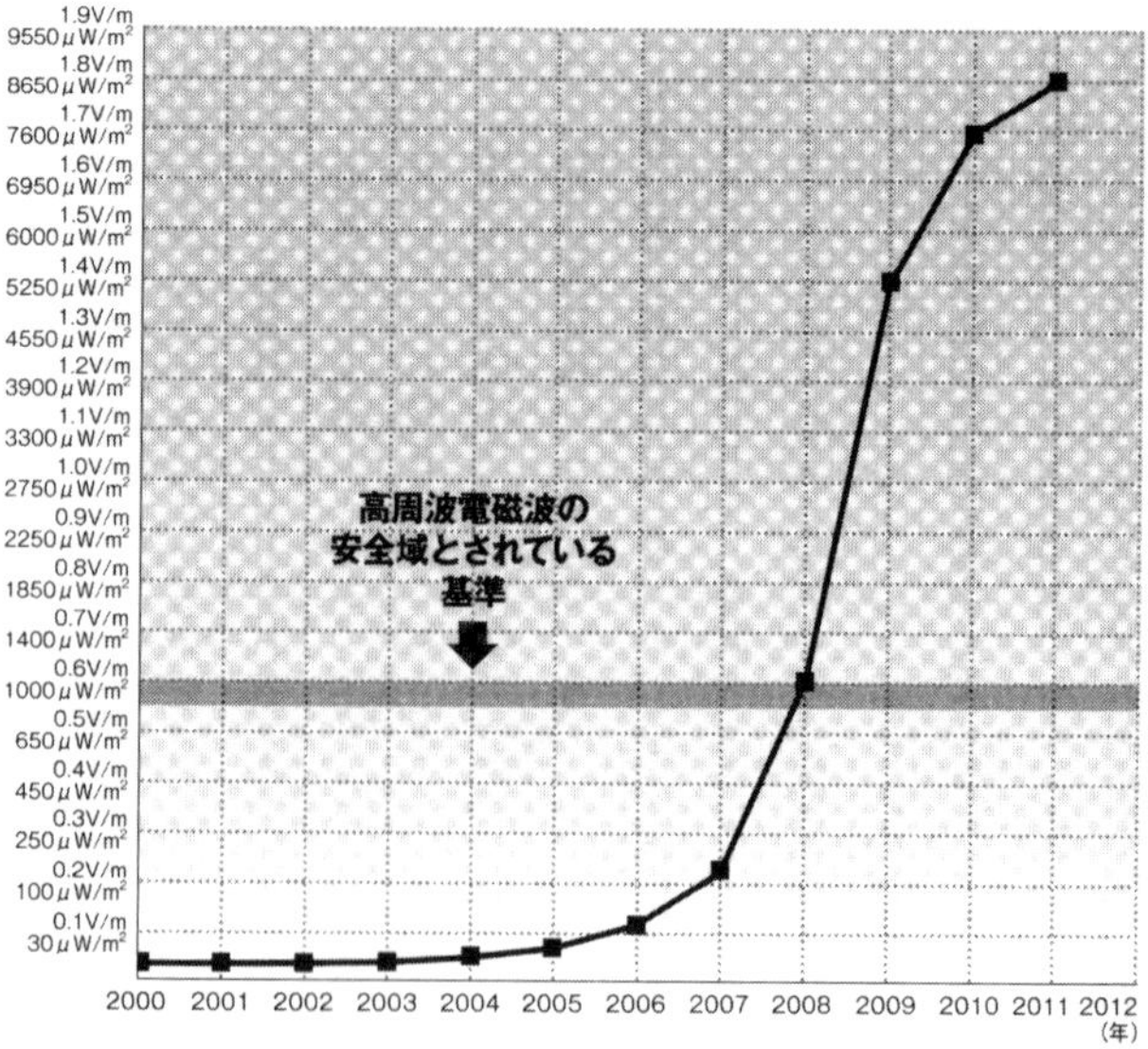

BioInitiative Reportによると、図表の真ん中下にある太い横ライン（0.6V/m）までが高周波ばく露の安全域とされている。Next-Upより

図4　都市部における人工的な高周波マイクロ波（900MHz-2.5GHz）曝露量の増加推移

（内山葉子著『スマホ社会が生み出す有害電磁波デジタル毒』ユサブルより）

の12乗だ。

「都市部における人工的な高周波マイクロ波曝露量の増加推移」（図4参照）を見ると、2008（平成20）年段階で私たちはすでに安全とされる曝露量を超えている。

現代は、自然な電磁放射線レベルの10の18乗（百京）倍に達しているという学者もいる（オセアニア無線周波数科学アドバイザリー・アソシエーションのプリヤンカ・バンダーラ博士、デビッド・O・カーペンター博士）。

電磁放射線は「21世紀の最大の公害」と言われて久しいが、日本においては、野放しにされている公害の最たるものでもある。

人工的な電磁放射線は潜在的に有害

人工的電磁放射線と生物との関係を研究したパイオニアの医師・学者にロバート・O・ベッカー（米国）がいる。彼は名著『クロス・カレント　電磁波―複合被曝の恐怖』（新森書房）のなかで次のように指摘している。

「すべての異常な、人工的な電磁波は、その周波数に関係なく、同様の生理的影響をもたらす。それらの影響は、正常な機能を逸脱させ、明らかに、あるいは潜在的に有害であ

症例		極低周波	マイクロ波
めまい		○	○
吐き気		○	○
眼	かすみ眼	○	○
	白内障		○
	網膜炎症	○	○
	角膜上皮炎症	○	
	眼球の痛み		○
	涙が出る		○
	白いものが見えにくい		○
	青い色が見えにくい		○
	閃光体験	○	○
鼻	臭いを感じにくい		○
筋肉・皮膚	頭、前頭部の突っ張り感	○	○
	手足の硬直感		○
	筋肉痛		○
	皮膚の刺すような痛み	○	○
	ほてり	○	
	汗が多く出る	○	○
	手足の血管拡張		○
	皮膚のしみ		○
	脱毛		○
生殖	精巣の退行	○	○
	女児出産率の増大		○
	流産	○	○
	不妊		○
	奇形児出産	○	○
	先天性尿道異常	○	
	月経パターンの変化		○
	卵子形成の減少	○	○
	精子の減少	○	○
	精力の衰え	○	○
循環系	心臓の不快感	○	○
	動悸	○	○
	息切れ	○	○
	不整脈	○	○
	徐脈	○	○
	血圧の変化	○	○
	心電図の異常	○	○
	心臓発作		○
	心筋梗塞	○	○
	動脈硬化		○
	貧血	○	

症例		極低周波	マイクロ波
自律神経系	頭痛、頭鳴、頭が重い	○	○
	疲労、倦怠感	○	○
	日中の眠気	○	○
	夜間の不眠	○	○
	志気の低下、消沈	○	○
	神経衰弱、神経疲労	○	○
	食欲の衰え		○
	興奮、感情の不安定		○
	記憶力の衰え、部分消失	○	○
	知的レベルの低下	○	○
	指などの震え	○	○
	まぶたの震え		○
	頭と耳のチック症		○
	意識がなくなる	○	○
	てんかん	○	○
	ストレス	○	○
内分泌系	甲状腺の異常		○
	乳汁分泌の不全		○
	血液脳関門の異常	○	○
	メラトニンの低下	○	○
	血中ヒスタミンの低下		○
	セロトニンの異常	○	○
	ドーパミンの異常	○	○
免疫系	免疫力の低下	○	○
がん・腫瘍	白血病	○	○
	皮膚がん		○
	脳腫瘍	○	○
	リンパ腫瘍	○	○
	乳がん	○	○
	精巣がん	○	○
	肺がん	○	○
	聴神経腫瘍		○
	すい臓がん	○	○
	その他のがん、腫瘍	○	○
その他	アルツハイマー病	○	○
	神経変性疾患	○	○
	認知症	○	○
	うつ病	○	○
	アトピー・アレルギー	○	○
	ダウン症		○
	自殺	○	○
	死亡率の増大	○	○
	ＡＬＳ（筋萎縮性側索硬化症）	○	○
	子どもの突然死	○	○

表３　電磁放射線によって起きるとされている症状・異常

（『電波は危なくないか』〈徳丸仁著、講談社〉、『危ない携帯電話』〈荻野晃也著、緑風出版〉、『危ない電磁波から身を守る本』〈植田武智著、コモンズ〉をもとに、著者の知見などを加えて作成）

る」（表３参照）

その「有害性」を次のように指摘している。

○成長中の細胞への影響（がん細胞の成長促進など）
○ある種のがん発生
○胎児（胚）の異常発育
○神経化学物質の変化（自殺のように、行動異常を引き起こす）
○生理的周期（リズム）の変容
○ストレス反応（継続すると免疫システムの機能の低下を招く）
○学習能力の低下

世界保健機関（ＷＨＯ）の専門組織である国際がん研究機関（ＩＡＲＣ）が、送電線や家庭電化製品から出る超低周波の磁場について「ヒトに対して発がん性があるかもしれない」（グループ２Ｂ）と認めたのは２００１（平成13）年。携帯電話などに使われている高周波を同じく「発がん性があるかもしれない」と認めたのは、その10年後の２０１１（平成23）年のことだった。

しかし、ベッカーはそれらより10年、20年以上も前の１９９０年段階で、「がんの増加は電磁放射線被曝が明白な原因」と前書のなかで言い切っていた。

電磁放射線は血液脳関門を開かせる

脳に対する電磁放射線の大きな有害性の一つに「血液脳関門（ＢＢＢ）を開かせる」ということがある。ＢＢＢとは、大切な脳の内部を異物や毒物から特別に保護するため、毛細血管に作られた関門だ。

ＢＢＢを通過できるのは、脳の活動に必要な酸素、ブドウ糖、必須アミノ酸など。低分子（分子量約５００以下）で、脂溶性、電化のないものに限られる。ところが、携帯電話やスマホなどに使われている電磁放射線を浴びると、ＢＢＢが開き、有害物質が脳内に侵入するのだ。

２００３（平成15）年、スウェーデンの神経外科医、リーフ・サルフォードが人間の10代に相当するラットに携帯電話の電磁放射線を照射する実験（1日2時間、1週間）を行なった。すると、ＢＢＢが開き、タンパク質のアルブミン（分子量約6万６２００）が脳内に侵入することがわかった。ＢＢＢが開いた結果、ラットの脳は血液中の有害物質に対して無防備なままになってしまった（写真2、図5参照）。

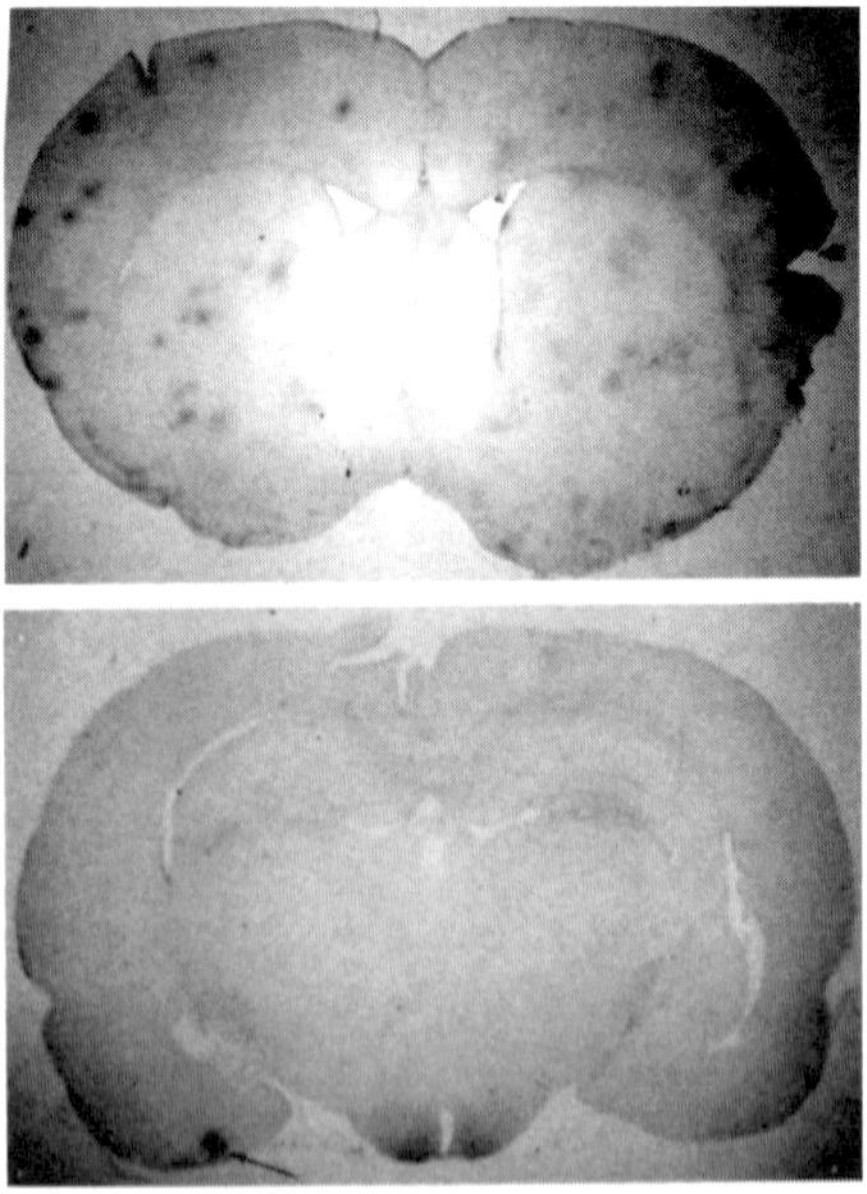

写真2
電磁放射線を浴びせたために血液中のアルブミンが脳に染みだしたラットの脳（上）
電磁放射線を浴びせていないラットの脳（下）
（植田武智著『危ない電磁波から身を守る本』コモンズより）

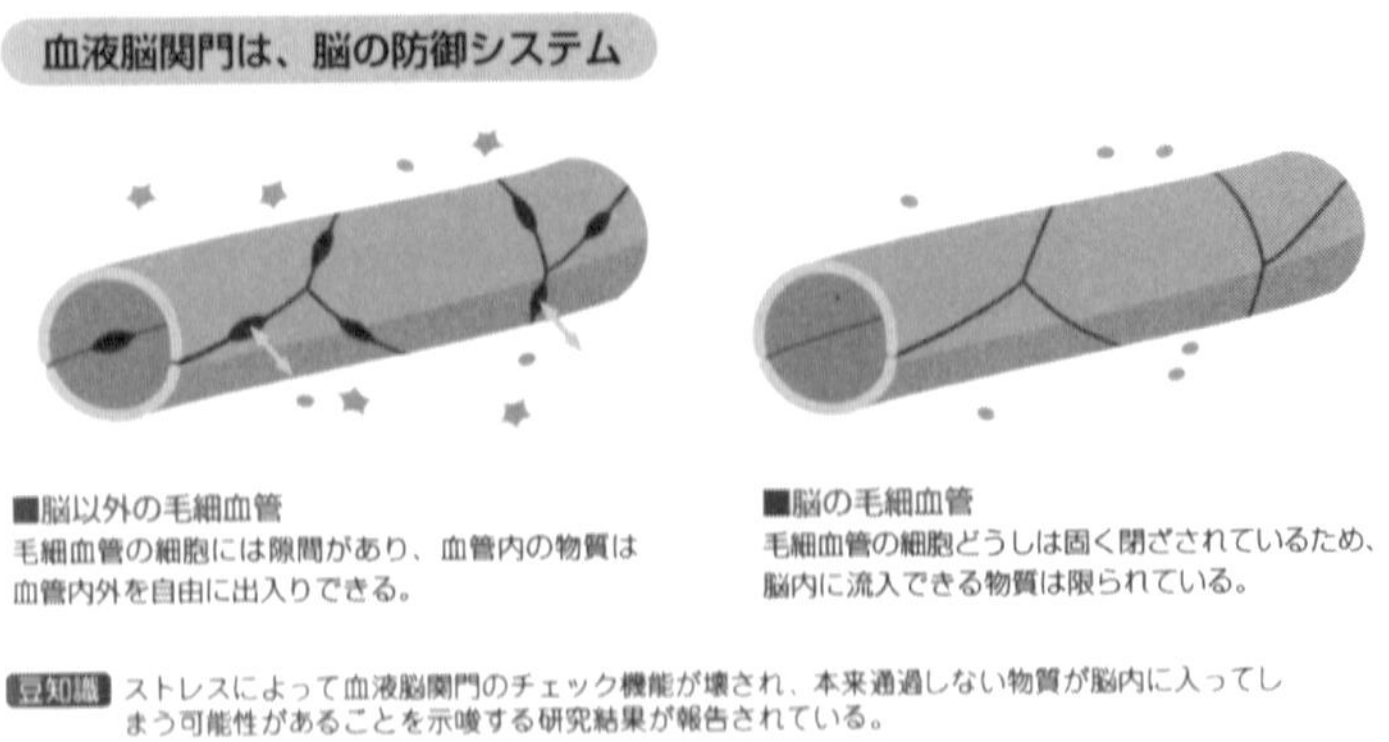
血液脳関門は、脳の防御システム
■脳以外の毛細血管
毛細血管の細胞には隙間があり、血管内の物質は
血管内外を自由に出入りできる。
■脳の毛細血管
毛細血管の細胞どうしは固く閉ざされているため、
脳内に流入できる物質は限られている。
豆知識 ストレスによって血液脳関門のチェック機能が壊され、本来通過しない物質が脳内に入ってし
まう可能性があることを示唆する研究結果が報告されている。

図5 「脳以外の毛細血管」と「脳の毛細血管」の図
（『脳のしくみ』新星出版社より）

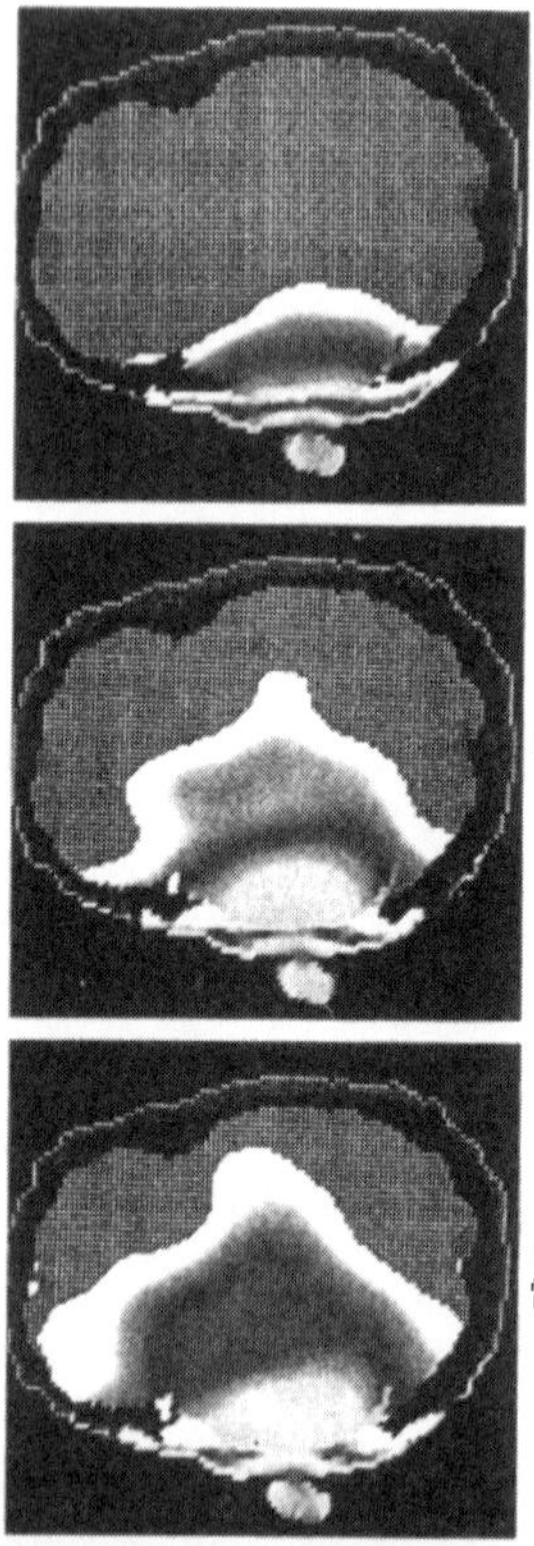

大人の頭を
電磁放射線が貫く様子

10歳の子どもの頭を
電磁放射線が貫く様子

5歳の子どもの頭を
電磁放射線が貫く様子

電磁放射線が子どもの頭を大人の頭よりはるかに深く貫く様子を再現したコンピューター・イメージ（同縮尺に調整済み）。

※訳註：SAR値が下に示されている。メッシュ状の範囲が脳で、下の突起部分は耳。耳および頭の下部が～1 W/kgのSAR値、灰色部分が～0.34W/kgのSAR値、上方の白色は～0.11W/kgのSAR値を示している。

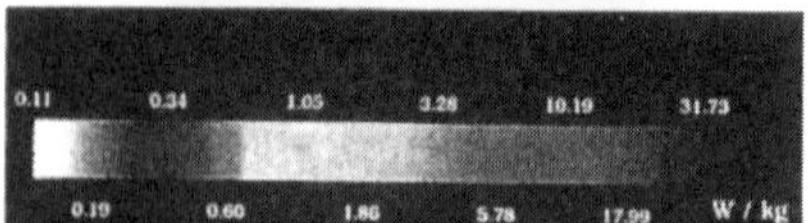

Om P. Gandhi et al., "Electromagnetic Absorption in the Human Head and Neck for Mobile Telephones at 835 and 1900MHz", *IEEE Transaction on Microwave Theory and Techniques*, Vol. 44, No. 10, Oct., 1996.

写真3　携帯電話の電磁放射線が脳を貫く様子
（『携帯電話―その電磁波は安全か』ジョージ・カーロ他著、高月園子訳、集英社より）

さらに実験を1年間継続すると、これらのラットから「健忘症」「老衰」「記憶喪失」を示す証拠（海馬の損傷・脳神経細胞の死など）が確認された。これらの実験は、10代の子どもたちがスマホを使い続けていれば、彼らが中年になったころ、アルツハイマー病になる可能性が高いということだ。

また、電磁放射線の強い場所（基地局の近く、Wi-Fiの近く、スマホを耳に当てての会話）では、有害な香料などの化学物質が脳内に浸透しやすいということでもある。

子どもの頭蓋骨は柔らかく薄いので、電磁放射線も脳の深い部分まで届く（写真３参照）。子どもの脳は大人の脳の２倍以上電磁放射線を吸収すると言われている。また、子どもの骨髄は大人の骨髄よりも10倍多く電磁放射線を吸収することも確認されている。

Wi-Fiのある部屋に幼児を置いたり、スマホを間近で見させたりすることは、彼らの将来を損ないかねない危険な行為と言えるだろう。

電磁波過敏症は人口の約６％に

携帯電話、スマホ、Wi-Fi、スマートメーター、電気自動車、オール電化住宅など、電磁放射線の利用が爆発的に増えている現代において、誰もがかかる可能性のある病気が電磁波過敏症（ＥＨＳ）だ。

ＥＨＳとは、身の回りのさまざまな電磁放射線に反応して、「頭痛」「めまい」「吐き気」「動悸」「睡眠障害」「皮膚への刺激」「集中力困難」「関節痛」「記憶力低下」など多彩な症状が出る病気だ。

過去に大量の電磁放射線に曝露したり、長期にわたって微量の電磁放射線に暴露し続けたりしたことがきっかけとなって発症する。

長年、環境過敏症の疫学調査をしてきた北條祥子さん（早稲田大学応用脳科学研究所招聘研究員「生活環境と健康研究会」代表）によると、日本におけるＥＨＳと言われている人の割合は約６％だ（２０１６年調査）。総人口１億２６０２万人（２０２０年1月1日現在）の６％は約７５６万人に当たる。

有効な治療法はなく、もっともいいのは電磁放射線のないか少ない場所に身を置くことだ。しかし、現代において、そんな場所は探すのは至難の業だ。

さらに、ＥＨＳになると、そのうち80％の人が化学物質過敏症（ＭＣＳ）を併発すると言われている。ＭＣＳの症状はＥＨＳとほぼ同じだが、症状が出る原因は身の回りのさまざまな化学物質となっている。

ちなみに、ＭＣＳの人がＥＨＳを併発する割合は60％と言われている。

電磁放射線被曝でセロトニンの分泌が抑制

情報（刺激）は身体のなかをどのように伝わっていくのだろうか。

情報（刺激）は、ニューロン（神経細胞）を興奮させ（活動電位を発生させ）、そのニューロン上（軸索）を伝導していく。そして、軸索末端にきたとき、情報（刺激）は化学的な信号としてニューロン間の接続部（シナプス）を超えて伝わっていく（刺激の伝達）。

その際、化学的な信号の役割を担っているのが神経伝達物質だ。神経伝達物質は数十種類以上存在し、ニューロンの種類や存在部位によって異なる機能をもっている。この神経伝達物質の一つにセロトニンがある。セロトニンは電磁放射線に被曝すると、分泌が抑制される。

神経伝達物質には大きく分けて「興奮系」「抑制系」「調整系」があるが、セロトニンは「理性のホルモン」「鎮静のホルモン」などとも呼ばれるように、感情を安定させる調整系のホルモンだ。興奮系のノルアドレナリンなどによって引き起こされる不安感や恐怖感などの「興奮」を鎮める働きをもっている。

そのため、電磁放射線被曝によって分泌量が抑制されると、不安感や恐怖感などの興奮が抑えられず、「うつ」(抑うつ感情)がひきおこされることになる。電磁放射線密度の濃い職場や地域(基地局周辺)などで「うつ」状態の人が多いのが頷ける。

電磁放射線被曝でメラトニンも減少

セロトニンにマグネシウムが結びつくことで作られるメラトニン(神経伝達物質)も電磁放射線曝露によって減少することが知られている。メラトニンは「第3の目」と言われる松果体から分泌され、概日リズム(体内時計)を調整している。電磁放射線曝露によってメラトニンが減少すれば、不眠に悩まされるようになる。

メラトニンは免疫力を強化し、体内で発生する活性酸素(フリーラジカル)を除去する働きももっている。活性酸素とは「あらゆる病の元凶」と言われるもので、原子や分子の中の電子を奪い(酸化させ)、「分子の秩序を破壊させ分子のレベルから病をひきおこす」(貴田)もの。

そのためメラトニンが減少すれば、不眠だけにとどまらず、「うつ」「関節痛」「糖尿病」「心臓病」など、さまざまな体調不良を招くことにもつながる。

スマホが寝室にあるだけで睡眠が妨害される

スウェーデンの精神科医、アンデシュ・ハンセンはその著書『スマホ脳』（新潮新書）のなかで「スマホが寝室にあるだけで睡眠が妨げられるようだ」と述べている。

彼によると、小学校高学年の児童2000人にベッド脇のテーブルにスマホを置いて寝てもらったところ、スマホを側に置かなかった児童より睡眠時間が21分短かったという。さらに、保護者に子どもの睡眠時間を調べてもらった調査では、スマホを寝室に置いている子どものほうがそうでない子に比べて1時間も睡眠が短かったという。

これらの事例は明らかに、スマホから放射されている電磁放射線に曝露することで、メラトニンが減った結果と言えるのではないだろうか。スマホは電源を切らない限り、電磁放射線を出し続けているのだ。

ちなみに、アンデシュ・ハンセンによると、先進諸国のほとんどで、睡眠障害の治療を受ける若者がこの10年で爆発的に増え、スウェーデンでは眠れなくて受診する若者の数が2000（平成12）年ごろと比べて8倍にもなったという。この時期は、まさにスマホの爆発的普及の時期と重なっている。

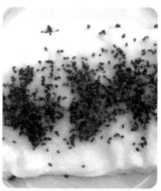

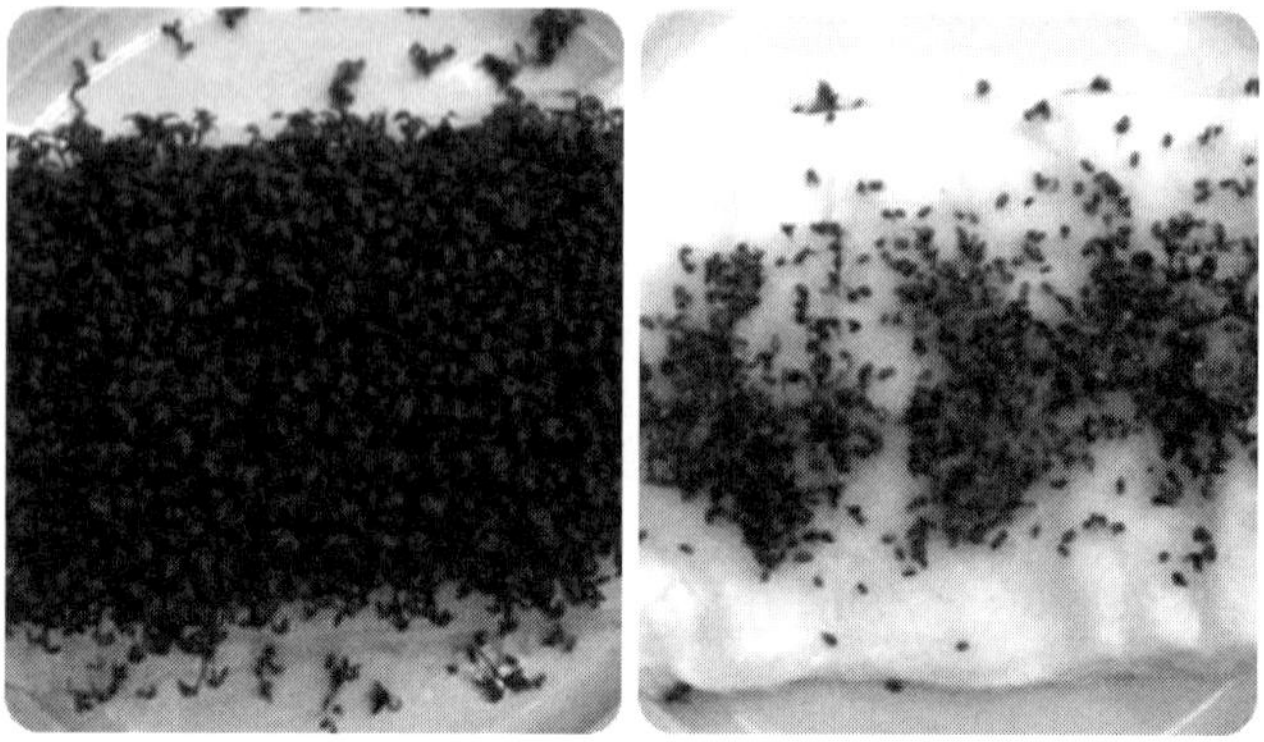

**写真４　左：無線 LAN ルーターを置いていない部屋のコショウソウ。
６トレイとも正常に成長した。
右：ルーターが置いてある部屋のコショウソウは発芽しない。
発芽しても生育が遅かった。**

（「えん食べ」http://entabe.jp/news/article/2011 より転載）

無線ＬＡＮルーターがある部屋では発芽しない

２０１３（平成25）年、デンマークの女子学生５人が行なった実験がある。無線ＬＡＮルーターがある部屋とない部屋に野菜の種を置き、発芽実験をしたのだ。

彼女らは、実験を行なう前まで、枕元に携帯電話の電源を入れたまま置いて寝ていることがあった。そのときは寝つきが悪かったり、翌日、授業に集中できなかったりした。そのため、「携帯電話の電磁放射線が人体に与える影響」を検証することにしたのだ。

５人はコショウソウの種を植えた12個のトレイを用意し、６個を無線ＬＡＮルーターのない部屋に、６個を無線ＬＡＮルーターが２

つ設置された部屋に置いた。無線ＬＡＮルーターを使ったのは、それが携帯電話と同じ周波数の電磁放射線を発しているためだ。

すると12日後、無線ＬＡＮルーターのない部屋のコショウソウは通常どおりの成長をみせた。しかし、無線ＬＡＮルーターの側に置かれたコショウソウの多くは発芽せず、なかには突然変異をおこしたり、枯れてしまったりしたものもあった（写真４参照）。

実験後、結果に愕然とした彼女らは、当然のことながら、誰も携帯電話をベッドの側に置いて寝ることはなくなった。「離れた場所に置くか、別の部屋に置き、パソコンもオフにすることにした」とコメントしている。

生体電気反応を乱す非熱作用

電磁放射線の生体への影響には、「刺激作用」「熱作用」「非熱作用」がある。

「刺激作用」は低周波領域でおきる影響で、体内に誘導電流が発生し、神経や筋などを刺激する作用。感電、ピリピリ感、チクチク感などだ。

「熱作用」は高周波領域（主にマイクロ波）でおきる影響で、電磁放射線が全身や局所の温度を上昇させる発熱作用のこと。

「非熱作用」とは、刺激作用や熱作用をひき起こさないレベルの、極めて低レベルの電磁放射線によってひき起こされる作用のこと。熱作用をひきおこす電磁放射線レベルの1万分の1以下でもおきると言われている。

細胞からカルシウムイオン（生命活動・情報伝達のなかで一番の中心）が流失したり、ホルモンの分泌を抑制したり、染色体に異常をきたしたりする。携帯電話基地局周辺の人々が訴える「不眠」「頭痛」「頭鳴」「うつ」「耳鳴り」「不整脈」「鼻血」「記憶力減退」「各種のがん」などの症状は、非熱作用によるものと言える。

貴田さんはこの非熱作用の原因を「電磁放射線を浴びることで、体内に生じた邪氣（過剰の電磁気エネルギー）である」と言う。

電気関連の職業人はＡＬＳを2倍〜5倍発症しやすい

電磁放射線とＡＬＳとの関連に触れた研究や調査などはあるのだろうか。

１９９８（平成10）年、電磁放射線曝露の増大を原因とする神経変性疾患の職業別リストが示された2つの研究がある。米・ノースカロライナ大学のデイヴィッド・サヴィッツ（Savitz DA）が指揮したものだ。

一つめの研究は、電気関連の職業に従事する人は（職種によっては）、ALSを2倍〜5倍発症しやすいというもの。特に、発電所作業員はALSの発症リスクが、アルツハイマー病とパーキンソン病と同じく、有意に高い（最大で通常の5倍）というものだ。

ふたつめの研究では、電力会社作業員はALSの発症リスクが一般の2倍であることが確認されている。

別の研究でも、デンマークの電気工事士はALS発症リスクが2倍であることが判明している（『携帯電話と脳腫瘍の関係』マーティン・ブランク著・飛鳥新社）。

２００３（平成15）年、ヨハンセン（Johansen C）らによるスウェーデンの機械工作作業員（男性約53万人、女性約18万人）に対する極低周波曝露環境の調査がある。電磁放射線被曝量が高い、変動強磁場環境下の溶接作業者に関する調査では、曝露の強さに応じて4群に分けて調べられている。すると、最強群でALSの発症率が2・2倍になっていた（アルツハイマー病は4倍）。

また、１９７２（昭和47）年〜２００２（平成14）年までのスイスの鉄道職員2万１４１人を対象としたスイスの研究がある（前出書）。列車の運転士（電磁放射線曝露がもっとも高レベルの職員）はアルツハイマー病の発症リスクが通常の3倍以上だという結論だが、曝露期間が1年増すごとに、アルツハイマー病やＡＬＳの発症リスクが明らかに高まることも実証している。

プロスポーツ選手と電気刺激装置

２０１０（平成22）年、サム・ミラム（Milham S）による、プロスポーツ選手のＡＬＳ発症原因として、筋肉に対してパルス状の電気刺激を与える経皮的な電気刺激装置の関与を示す報告もある。

このミラムの研究を、前出のデヴラ・デイヴィスは前出書のなかで詳しく紹介している。サム・ミラムはワシントン州シアトルで30年以上にわたり働いてきた疫学者。

ミラムは、プロのスポーツ選手たちがＡＬＳで亡くなっている事実の裏に、何か共通の原因があるのではないかと疑問を提起した。そして、彼らが痛みの治療のために行っている、「ジアテルミー療法」や「経皮的電気神経刺激療法」がＡＬＳ発症に直接関係している可能性があると考えた。

「ジアテルミー療法」とは、高周波（マイクロ波）を体の深部に照射し、「体内で発生する抵抗熱を治療に応用する深達性温熱療法」（コトバンクより）。電気透熱療法とも呼ばれている。「経皮的電気神経刺激療法」とは、主に低周波を使って知覚神経に対して刺激を加える療法。痛みを和らげ、筋肉のコリや麻痺をほぐす効果があると言われている。

１９６４（昭和39）年に米国のプロフットボールチーム、サンフランシスコ・フォーティナイナーズに在籍していた選手５５人のうち３人がＡＬＳを発症し、40代や50代で亡くなっている。一般人におけるＡＬＳの発症率が10万人に2・4件（当時のアメリカ）であることを考えると、55人中３人の発症というのは一般人の75倍多いことになる。

ルー・ゲーリックも高頻度のジアテルミー療法を

ミラムの報告は続く。ワシントン大学のバスケットチーム、ハスキーズのスター選手だったメリッサ・ジョー・エリクソンは２００７（平成19）年、26歳のときＡＬＳと診断された。彼女は10年に及ぶキャリア全般を通じて、経皮的電気神経刺激などさかんに電気装置を使って痛みを抑え、さまざまなスポーツ外傷を治していたという。

また、ＡＬＳの別名「ルー・ゲーリック病」のいわれの元になっているルー・ゲーリック（元ヤンキーズの打撃王）自身も、チームのカイロプラクターから繰り返し、脚がやけどするくらい高レベルのジアテルミー療法を施されていたことが判明している。

第1章でみてきたように、「アイス・バケツ・チャレンジ」を始めたピート・フレーツは元大学野球選手、ビデオ日記『ギフト』を作ったスティーヴ・グリーソンはフットボールのスター選手だった。二人とも、ジアテルミー療法や経皮的電気神経刺激療法を高頻度で受けていた可能性は高い。

デヴラ・デイヴィスは、電磁放射線とALSとの関連について、前書のなかで次のようにコメントしている。

「電磁放射線は動物の血液脳関門に損傷を与えるように全身の神経を守っている密着結合に損傷を与え、ルー・ゲーリック病（ALS）の発病に貢献しているのでしょうか。」

以上のように、さまざまな周波数の電磁放射線がALSの発症に深く関係していることが報告されている。これらのことを勘案すると、大気中や生活空間中に蔓延する電磁放射線も、若い人のALS発病を促している可能性がありそうだ。

規制が「世界一ゆるい国」

携帯電話やスマホなどに使われている電磁放射線に対する規制が「世界一ゆるい国」はどこだろうか。日本だ。

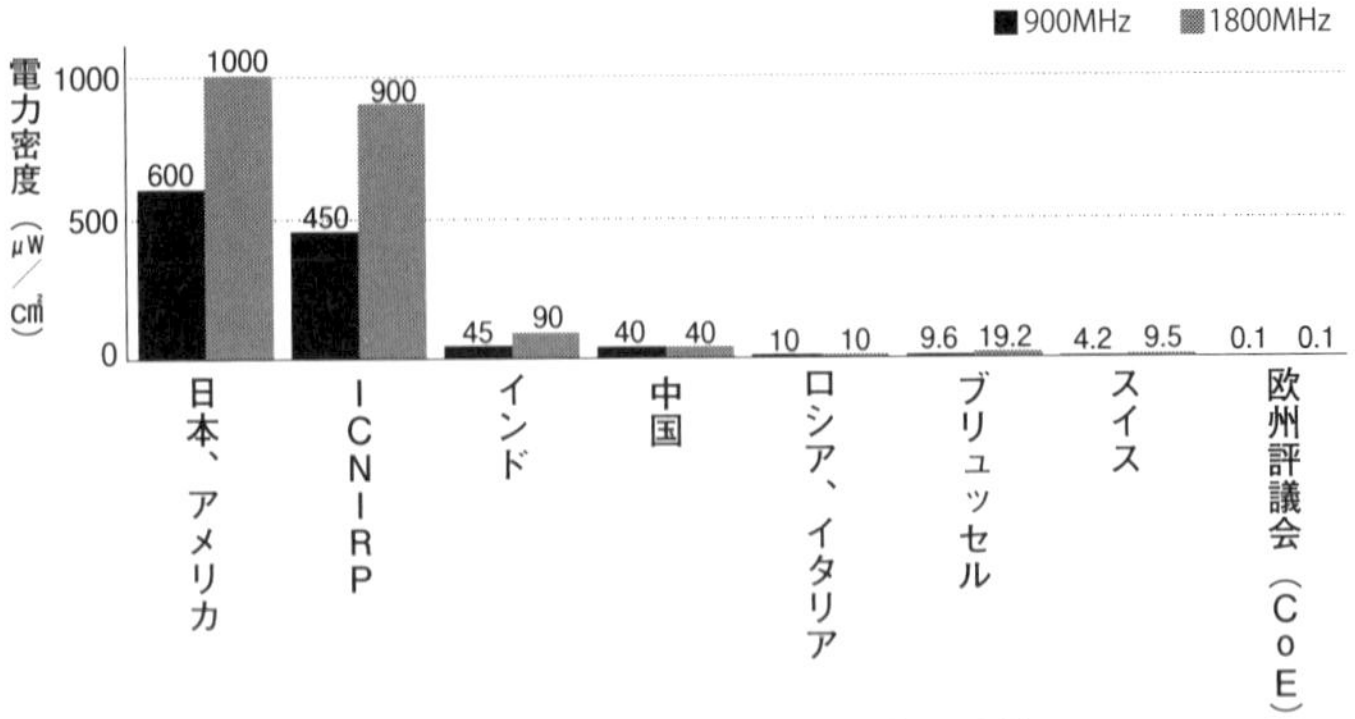

図６　電磁放射線に関する規制値の比較
（総務省「各国の人体防護に関する基準・規制の動向調査報告書」他を基に作成）

１９９８（平成10）年に国際非電離放射線防護委員会（ＩＣＮＩＲＰ）が定めた国際指針値（０〜３０００GHz〈ギガヘルツ〉対象）は、周波数９００MHz（メガヘルツ）の場合は電力密度が４５０μW（マイクロワット）／㎠、１８００MHz（１・８GHz）の場合は９００μW／㎠だ。これは電磁放射線の「熱作用」しか考慮しておらず、慢性的被曝による影響や「非熱作用」などはまったく考慮していない規制値だ。

当時は、大半の国がこのＩＣＮＩＲＰにならって同様の指針値を決めた。日本も１９９０（平成２）年、総務省によって電波防護指針が定められた。ところが、日本は（米国も）ＩＣＮＩＲＰよりも高い指針値を決めている。９００MHzの場合は電力密度が６００μW／㎠、１８００MHzの場合は１０００μW／㎠だ（図６参照）。

これは世界でいちばん高い規制値。つまり、規制が一番ゆるいということだ。

正常範囲は0・0001μW／㎠（日本の1000万分の1）以下

携帯電話が普及するに伴って、携帯電話で使われている電磁放射線密度レベルでの研究が増えていった。そして、電力密度の低いレベルでもさまざまな健康被害（非熱作用）が出ていることが明らかになった。それにつれて、各国では規制値をより厳しく見直してきた。

47カ国が参加する欧州評議会（CoE）は2011（平成23）年、「予防原則を尊重すべきだ」とし、暫定値として0・1μW／㎠（日本の1万分の1）、中間的には0・01μW／㎠（日本の10万分の1）へ引き下げることを加盟国へ勧告した。

2013（平成25）年には、「バイオイニシアティブ報告書2012」が発表された。これは10カ国29人の科学者たち（政府や企業と利害関係のない）が、2006（平成18）年から2011（平成23）年にわたって発表された「無線技術や電磁放射線がもたらすリスク」に関する1800本以上の最新研究論文を検証し、まとめたもの。

報告書のなかで、科学者たちは「環境中の電磁放射線発信源が著しく増加し、低レベルで恒常的な曝露の度合いはますます高まっている」とし、「これまでよりもはるかに厳しい電磁放射線曝露の基準値を一刻も早く打ち立てる必要がある」とした。そして、高周波の規制値を0・0003〜0・0006μW／㎠にするべきだと勧告した。

さらに、これよりも低い規制値を勧告しているのがオーストリア医師会だ。同会は2012（平成24）年、最新の科学研究に基づいて、正常範囲は0・0001μW／㎠以下とした。これは日本の1000万分の1の値だ。

同会では0・1μW／㎠以上は「正常よりはるかに高い」としている。

「低強度高周波被曝による生物学的影響」（表4参照）を見ればわかるように、日本や米国の規制値では電磁放射線による影響は何一つ防げない。

5G・6G展開でさらに増える電磁放射線

日本国内には、すでに約90万基の携帯電話基地局があり、私たちはそこから24時間放射される電磁放射線にさらされている。

それに加えて、2020（令和2）年春から5G（第5世代移動通信システム）の本格的商用サービスが始まった。5Gでは4G（第4世代移動通信システム）よりもさらに周波数の高い電磁放射線（3・7GHz帯、4・5GHz帯、28Hz帯）が使われるため、基地局は約

表4　バイオイニシアティブ 2012

【低強度高周波被曝による生物学的影響】（簡略化したもの）

携帯電話基地局、Wi-Fi、ワイヤレスノート PC、スマートメーターの高周波強度

電波強度（μW／㎠）	健康リスク	参照
0.0000001 0.000005 0.0001	遺伝子変異―クロマチン構造に問題 酵母細胞の増殖率に変化 遺伝子変異―クロマチン凝集に問題	Belyeave, 1997 Grundler, 1992 Belyeave, 1997
0.0001	オーストリア医師会推奨	
0.00034 0.0005	精子数の減少（携帯電話による慢性的な曝露） 細胞増殖の低下（携帯電話による 30 分間の曝露）	Behari, 2006 Vellzarov, 1999
0.0003～0.0006 以下	バイオイニシアチブ 2012 年勧告	
0.0006～0.0128 0.0009 0.002	疲労・倦怠感、抑うつ傾向、睡眠障害、集中困難、心臓血管障害 （脳腫瘍）グリオーマ細胞の DNA 合成増殖を 10～40% 誘発 睡眠障害、血圧異常、緊張、脱力感、疲労感、手足の痛み、関節の痛み、消化不良、児童の進級が減少	Oberfeid, 2004 Stagg, 1997 Altpeter, 1995, 1997
0.003	1990 年代の都市郊外の環境電波の平均強度（米国）	
0.003～0.02	学校での頭痛、イライラ、集中困難。（短時間曝露―8～17 歳の子ども）	Heinrich, 2010
0.003～0.05	学校での問題行動および行動障害。（短時間曝露―8～17 歳の子ども）	Thomas, 2010
0.05 0.005～0.04 0.006～0.01	睡眠障害。（慢性的な曝露―30～60 歳の大人） 頭痛、集中困難。（携帯電話による短時間曝露―大人） ストレスホルモンの増加―1 年半後でも細胞レベルで慢性的なストレス状態。（基地局による慢性的な曝露）	Mohler, 2008 Thomas, 2008 Buchner, 2012
0.01～0.11 0.01～0.05	疲労・倦怠感、頭痛、睡眠困難。（基地局による曝露） 頭痛、神経疾患、睡眠困難、集中困難。（携帯電話による短時間曝露―18～91 歳）の成人	Navarro, 2003 Hutter, 2006
0.005～0.04 0.015～0.21	頭痛、集中困難。（携帯電話による短時間曝露―成人） 精神状態の変化（静かになるなど）、言語表現がうまくできない、文章がまとまらない、言葉がでてこない。（頭がぼーっとする）	Tomas, 2008 Augner, 2009
最大 0.0424	コードレス電話（親機）から 7m	
0.05	2000 年の年の環境電波の平均強度（スウェーデン）	
0.05～0.1 0.05～0.1 0.07～0.1	有害な神経症状や心臓症状、癌リスク 頭痛、集中困難、睡眠困難、疲労・倦怠感 精子頭部の異常―ピンヘッド・バナナ型など。（6 カ月間の曝露―マウス）。GMS 携帯電話基地局のごく近くの住民にも精子頭部異常が認められ、論争。	Khurana, 2009 Kundi, 2009 Otitoloju, 2010
0.38 0.8～10	心臓細胞のカルシウム代謝に影響 感情の変化、フリーラジカルによる損傷	Schwartz, 2003 Akoev, 2002
約 0.1 以下（0.6V/m 以下）	欧州評議会議員会議　勧告（2011 年）	
0.13 0.16 0.168～1.053	認知力、幸福感の低下。（基地局による曝露） 児童の運動能力、記憶力、注意力の低下。 回復不能な不妊症（アンテナパーク 1 基にて 5 世代曝露―マウス）	Zwamborn, 2003 Kolodynski, 1996 Magras & Zones, 1997
最大 0.1698	コードレス電話（親機）から 3m（日本）	
0.2～8 0.2～8 0.21～1.28	小児白血病が倍増 小児白血病の生存率低下 頭痛の悪化（携帯電話に 45 分間曝露―成人）	Hocking,1996 Hocking, 2000 Riddervold, 2008
0.3	携帯電話基地局（電波塔）から 300m（日本）	

0.5	精上皮の著しい変性（2.45GHzへの 30 ～ 40 分間の曝露―マウス）	Saunders, 1981
0.5 ～ 1.0	精子生存能力の低下、精子の DNA 断片化。（ノートパソコンの Wi-Fi に 4 時間曝露）	Avendano, 2012
1.0	血液脳関門の病的漏出	Persson, 1997
1.0	免疫系機能に影響	Novoseiova, 1999
1.0	幸福感の喪失（携帯電話による 50 分間曝露―電磁波過敏症患者）	Eltiti, 2007
1.3 ～ 5.7	白血病が倍増（成人）	Dolk, 1997
1.25	腎臓の発生に異常（ラット）	Pyrpasopoulou, 2004
1.5	記憶機能低下（ラット）	Nittby, 2007
2	脳細胞の二本鎖 DNA 損傷（子宮内曝露―ラット）	Kesari, 2008
2.5	心筋細胞のカルシウム濃度に変化	Wolke, 1996
2 ～ 4	イオンチャンネル崩壊	D'Inzeo, 1988
4	脳の記憶や学習を司る海馬に変化	Tattersall, 2001
4 ～ 15	記憶障害、運動能力＆学習能力に遅滞	Chiang, 1989
5	ナチュラルキラー（NK）細胞の減少＝免疫力の低下	Boscolo, 2001
5.25	細胞にストレス反応（鉄塔型基地局に 20 分間曝露）	Kwee, 2001
5 ～ 10	神経系活動の低下	Dumansky, 1974
6	細胞の DNA 損傷	Phillips, 1998
最大 6.3687	無線 LAN のパソコンから 50cm（日本）	
8.75	白血病細胞の DNA 破壊（900MHzに 2 ～ 12 時間曝露）	Marinelli, 2004
最大 9.8	スマートメーターから 0m（米国）	
0.1 ～ 10	基地局から 30 ～ 60m の環境電波強度（米国、2000 年データ）	
10	回避行動（パルス電波に 30 分間曝露）	Navakatikian, 1994
10 ～ 100	癌リスクの増加（レーダー・オペレーター）	Richter, 2000
12.5	細胞のカルシウム流出―緊要な細胞機能に影響あり	Dutta, 1989
13.5	細胞のストレス反応を誘発	Sarimov, 2004
14.75	脳腫瘍（グリオーマ）の細胞分裂増加	Stagg, 1997
15.68	携帯電話から 0 m（日本）	
20	ストレスホルモン（血清コルチゾル）の増加	Mann, 1998
28.2	フリーラジカル増加（ラットの細胞）	Yurekli, 2006
37.5	免疫システムに影響	Veyret, 1991
45	血清テストステロン（男性ホルモン）値に影響あり	Forgacs, 2006
50	血液脳関門の病的漏出（携帯電話に 1 時間曝露）	Salford, 2003
50	記憶と学習機能に大切なレム睡眠が 18%減少	Mann, 1996
60	胚細胞に構造的変異（マウス）	Somozy, 1991
60	白血球の免疫機能に影響	Stankiewicz, 2006
60	脳の大脳皮質が活性（携帯電話に 15 分間曝露）	Lebedeva, 2000
65	癌関連遺伝子に影響	Ivaschuk, 1999
92.5	白血球の遺伝子変異	Belyaev, 2005
100	免疫機能の変化	Elekes, 1996
100	男性ホルモン（テストステロン）が 24.3%減少	Navakatikian, 1994
120	血液脳関門の病的漏出（携帯電話による曝露）	Salford, 1994
137	電子レンジから 0 m（日本）	
最大 182.7	コードレス電話（親機）から 0 m、通電中の子機から 0 m（日本）	
500	腸上皮細胞の細胞間カルシウムに変化	Somozy, 1993
500	男性ホルモン（テストステロン）が 24.6％減少、インスリンが 23.2%減少。（12 時間電波に曝露）	Navakatikian, 1994
1000	米国＆日本の基準値	

（http://ameblo.jp/for-women-safe/entry-11538505125.html より）

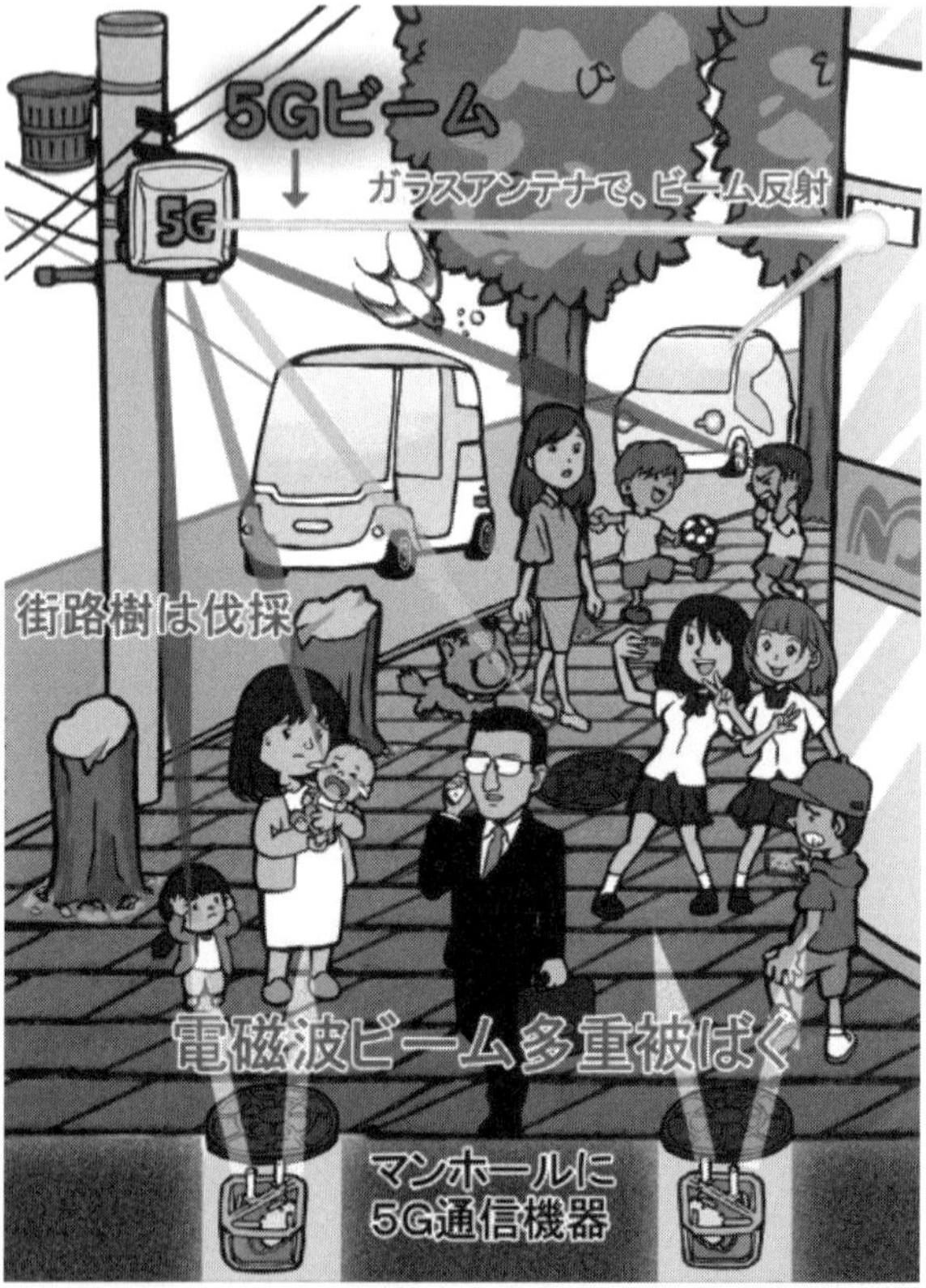
5Gビーム
5G
ガラスアンテナで、ビーム反射
街路樹は伐採
電磁波ビーム多重被ばく
マンホールに
5G通信機器

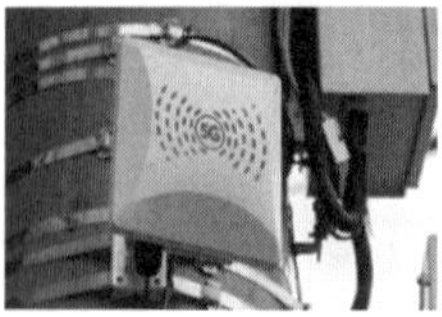
20～100m 間隔で
電柱に設置

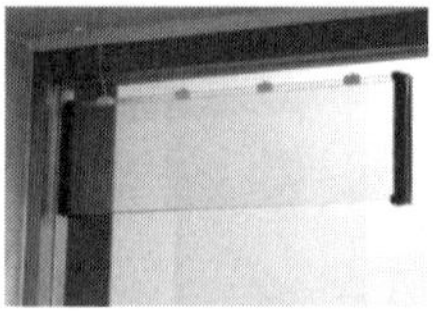
オフィスの窓に設置

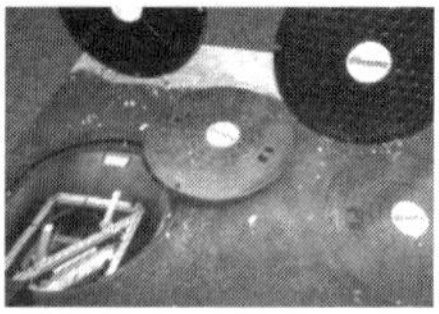
マンホール下に
5G アンテナ埋設

図7　5G が展開された街（予想図）
（5G 反対同盟の HP より）

１００メートルおきに必要になる（図7参照）。

そのため、政府は全国にある約21万基の信号機を５Ｇの基地局として活用できるようにするとしている（「世界最先端デジタル国家創造宣言・官民データ活用推進基本計画」２０１９年6月14日閣議決定）。そうなると、私たちは、ますます至近距離から強い電磁放射線を浴びることになる。

５Ｇで使われるミリ波は、米軍が非殺傷（対人制圧）兵器として開発した電子銃（ＡＤＳ）で使われているものであり、目や皮膚、体表面に強い刺激を加えるもの。しかし、生物に対する電磁放射線の危険性を危惧するよりも企業の利益を優先する産業界はさらに次の展開を始めている。

ＮＴＴドコモによると、同社は２０３０年から６Ｇ（第6世代移動通信システム）のサービス提供をめざしている。そこで使われる電磁放射線は、ミリ波よりもさらに周波数の高いテラヘルツ波（３００ＧＨz～３ＴＨz〈テラヘルツ〉、波長は1㎜～１００㎛〈マイクロメーター〉）だ。

その生物に対する安全性は、まったく保証されていない。

子どもたちが電磁放射線に晒される環境が加速

新型コロナウイルスの感染拡大に伴い、２０２０（令和２）年４月から緊急事態宣言が発せられた。そんななか、２０１９（平成31）年から２０２３（令和５）年までの５年間で完了予定だった「ＧＩＧＡスクール構想」が前倒しで行われている。

ＧＩＧＡとは、Global and Innovation Gateway for All の略。ＧＩＧＡスクール構想とは、全国の小中学校に通う児童生徒に１人１台の端末と、高速大容量の通信ネットワークを一体的に整備することで、教育ＩＣＴ（情報通信技術）環境を実現し、児童生徒の創造性を育てる教育の実現をめざすというもの。

これによって、学校ではほとんどすべての教室に無線ＬＡＮが整備され、子どもたちは教室のなかで電磁放射線に被曝する時間が多くなった。また、自宅でも無線ＬＡＮ環境下で端末を使っての学習が要求されるようになった。幼いころから電磁放射線に晒される環境が加速されたのだ。

これまで見てきたように、ＡＬＳの患者数は増え、若年化も進んでいる。子どもたちをＡＬＳはもとより電磁波過敏症などの病気にしないためにも、私たちは電磁放射線そのものが身体に与える影響について、もっと真剣に知る必要があるのではないだろうか。

第3章　御申鈫療法とは何か

電磁放射線に配慮した空間と問診票

代々木上原駅（小田急線・千代田線）から歩いて7、8分。欅《けやき》並木の一角に面したマンションの3階（302号室）で、1995（平成7）年から御申鈫療法を行なっているのが「日本貴峰道協会」（以下、貴峰道）主宰の貴田晞照さんだ。

302号室に足を踏み入れると、まず、訪問者を迎えてくれるのは季節感あふれる四季折々の花々だ。玄関にも、応接・待合室にも、廊下にも、いつも水々しい生花が飾られている。貴峰道に足を踏み入れた人の大半が「ここに来るとホッとする」「なんだか落ち着く」「いい氣で満ちている」と感想を漏らす。

床は無垢の木材。室内には貴田さんゆかりの絵画や写真などが飾られているが、ひときわ目をひくのが白鳳仏の複製・香薬師如来立像だ（第8章参照）。

訪問者が「ホッとする」「安心する」と感じるのには理由がある。貴峰道周辺のビルにも当然のことながら携帯電話用の基地局が立っている。そこから302号室にも電磁放射線は入ってきているが、その方向には電磁放射線を防ぐシールドクロスのカーテンがかけられているのだ。人々の「ホッとする」という感想は貴峰道の氣によるものだろうが、室

御申鈫療法

病　名（症候名）　　初診日　　年　　月　　日

フリガナ
氏　名
（男・女）

生年月日　M・T・S・H　　年　　月　　日　　歳

〒
現住所　　家族構成

電話　　携帯電話

FAX　　E-メール

職業　　紹介者氏名

来院までの経過

病院名・診療科名

診断年月日
他医の診断名　　年　　月　　日

現在服用している薬品名

診療経過

◉いま現在、あなたはご自宅や勤め先で電気器具類は何をお使いですか。

・携帯電話　・パソコン　・ドライヤー　・電気便座　・電動歯ブラシ　・電気剃刀
・高圧線が近くにある　・携帯電話の中継基地が近くにある
・IH調理器　・電気治療器具　・電気毛布　・電気カーペット
・電気あんか　・電気ストーブ　・電子レンジ　・テレビをよく見る
・電気床暖房　・電気マッサージチェア　・その他（　　　　　　）

写真５　電磁放射線環境についてたずねる貴峰道のカルテ

外よりも低い電磁放射線量による体感的安心感もあるのかもしれない。

さらに、貴峰道の特記すべき点は、御申鈫療法を始めた当初から、問診票（カルテ）に「いま現在、あなたはご自宅や勤め先で電気器具類は何をお使いですか」という欄を儲けている点だ（写真5参照）。

そして、患者の使っているスマホや無線LAN（Wi-Fi）などと症状との関係をきちんと患者本人に説明し、電磁放射線への注意を喚起している点だ。

病の本質は邪氣

「すごい、溜まってますよ」

貴田さんが「すごい」と言っているのは患者の身体に溜まっている邪氣の量だ。修験道の聖地である大峯山の氣を込めた純金の棒「御申鈫」で、患者の身体をくまなく擦ったり押したりしていくと、患者のなかに溜まっていた邪氣が、患者の手や足から抜け出ていく。

一度目の施術で、8割、9割方の患者が手や足の先からビリビリジンジンと邪氣の抜けていくのがわかるという。施術している貴田さん自身の手と御申鈫からは、勢いよく正氣が出ていく。

邪氣とは、「身体に停滞している過剰な電磁気エネルギー」だ。

１９８７（昭和62）年から、貴田さんが自らの著書や御申鈦療法について書かれた本などのなかで、一貫して主張してきた「御申鈦療法の理論」が以下だ。

「病の本質は邪氣である。身体の中に溜まっている邪氣（過剰な電磁気エネルギー）をとり去ることで、あらゆる病の一助、二助になり、ときには不治の病にも大助になる。生命エネルギーの場が正しくなれば、生命現象である電気現象と化学現象は正しく行なわれるように、わたしたちの身体は生得的に機構化（システム化）されている」

そして、「邪氣がとれ氣の流れが良くなり生命エネルギーの場が正しくなれば、生命現象は正しく行なわれるという自然界の法則こそが、氣の世界の医療の本質である」という。

「御申鈦」の意味

貴田さんは毎休みの早朝、ある神社の御神木、樹齢４００年になる銀杏の大きな根元に座して瞑想を行なっていた。そのときに感受した言葉が「ごしんじょう」だったと言う。

「ご」は、尊敬の意を込めた接頭語の「御」を当てた。「じょう」は、純金の棒（杖）という意味で貴田さんが作字した「鈦」を当てた。

「しん」は、どうするか。彼は大漢和辞典で「しん」の漢字を調べ、そのなかから「申」という漢字を選んだ。理由は、「『申』は『神』の初字であり、『電』の源字であるところから」と言う。

「古の人は万物を生み出した神の力は、電気（エネルギー）としてこの世界に現れていることを『申』という字で表現していたのだ」（貴田）。

生命エネルギーの場が正しくなれば病は治る

御申鉞療法は「生命エネルギーの場が正しくなれば病は治る」という自然界の法則に則った病治しだ。では、「生命エネルギーの場が正しくなる」とは、どういうことか。それは、邪氣がとれ「本来の正しい氣の流れになる」ことだと貴田さんは言う。

では、「氣」とは何か。彼によれば、氣とは「宇宙に遍満し流れている究極実在のエネルギー」「宇宙万物を創造、構成し、秩序を保たせている大いなる根本の力」ということになる。

森羅万象、自然界の営みの背後にはすべて氣の力が働いており、遺伝子が働くのも氣の力ゆえ。「氣の働きが遺伝子を作動させ、現象を生じさせている」と。さらに、「物質（細胞）は氣（エネルギー）の投影として現れ、その氣の波動（周波数）の違いによって、それぞれの物質が作られる」ともいう。

氣は常に風のように縦横無尽に身体のなかに入り、常に手足から身体の外へ出ていっている。それゆえ、邪氣をとる際には、患部から手足の抹消に向かって邪氣を流すことが重要となる。手足に邪氣があると、氣の流れを塞き止め、全身の氣の流れも悪くするため、手足の邪氣をとり去ることが大事だ。

あらゆる病は「氣の異常」（邪氣）から生じる

「氣の流れを正しくすることが病治しの本質」であることは、東洋医学が何千年にもわたって主張してきたことだ。

約２０００年前に中国で編まれ、「東洋医学のバイブル」と言われている『黄帝内経《こうていだいけい》』（『素問』挙痛論）のなかに、氣と病の因果関係について書かれた次のような文章がある。

「余　百病は氣より生ずるを知るなり。怒れば則ち氣上がり、喜べば即ち氣緩む。悲しめば則ち氣消え、恐れば則ち氣下る。寒ゆれば則ち氣収まり、熱すれば則ち氣泄《も》る。驚けば則ち氣乱れ、労すれば則ち氣耗し、思えば則ち氣結す。九氣同じからず。」（現代語訳『黄

帝内経素問』中巻　東洋学術出版社より）

つまり、「あらゆる病は氣の異常（邪氣）から生じている」と言っているのだ。病を引き起こす原因はさまざまあるが、どのような原因であれ、それによって生じている氣の異常（邪氣）こそが百病の本質だと、「余（黄帝）」は言っている。

日本語の「病氣」という言葉は、まさに「氣の流れが停滞し邪氣が生じると病になるという、病の本質を的確に表している言葉」（貴田）ということになる。

「氣」はどのように教えられているか

「病の本質は邪氣である。身体の中に溜まっている邪氣（過剰な電磁気エネルギー）をとり去ることで、あらゆる病は改善する」というシンプルな論理で、30年以上にわたって重篤な患者を救ってきた貴田さん。「邪氣をとり、氣の流れを正しくすれば病は治る」という東洋医学の根本に忠実に病治しを行なっているのが貴峰道だ。

一方、東洋医学を教える学校で「氣」や「邪氣」、「病氣」はどのように教えられ、実感されているのだろうか。

１９９５（平成7）年から２０１８（平成30）年まで某鍼灸専門学校で鍼灸実技を教え

てきた八亀真由美さん（62歳）によると、「氣」は次のように教えられている。

「活力があり、休むことなく活動する精微な物質であり、すべての臓腑、器官・組織の新陳代謝を推し進める働きや、体熱の産生、保持する働き、疾病の原因から生体を守る働きなどがある」

さらに、「『氣』『血《けっ》』『津液《しんえき》』『精《せい》』の総合的働きで、病気にかからないような力、病気になったときには治ろうとする力、すなわち抵抗力や自然治癒力を『正氣』という」と。

「氣が見失われてしまった」東洋医学

「邪氣」は、次のように教えられている。

「『外因』（急激な気候の変化や病原性の細菌やウィルスなど）、『内因』（心の動き、強い感情）、『不内外因』（過労、暴飲暴食、外傷）などにより、人体に悪い影響を及ぼす邪悪な氣で、病を引き起こす原因になるもの」

「病氣」は、「『正氣』と『邪氣』との戦いで、『正氣』が負けた結果起こる」とされている。

しかし、八亀さんによると、「実際の治療では、『邪氣』という言葉が出ることはなく、鍼灸学校でも『氣』や『邪氣』を実態のあるものとして教えることはできていない」という。

「最近は、鍼灸学校でも西洋医療的見地から鍼灸を教えることが多く、施術には対症療法も含まれているので、局所治療が多く、しだいに東洋医学の長所を失ってきている」と。その大きな原因は、「『氣』が見失われてしまったことだ」と八亀さんは言う。

今日のこのような東洋医学の在り方に対して、貴田さんは声を上げる。彼は16年間、年に1度、東京医療専門学校・教員養成科で特別講義を開いているが（第9章参照）、その講義の最後で必ず、次のように言っている。

「何事の世界においても、基本・根幹を見失うことは本体を見失うことに他ならない。東洋医学の基本・根幹は『氣』である。その『氣』が見失われている東洋医学は真の東洋医学ではない」

万人が名医になれる

①左側頭葉を４分の３切除した難治性テンカンの息子の知的成長を促す

難治性テンカンのため左側頭葉を４分の３切除

診断と同時に治療するという「診断即治療」が御中鈫治療の特徴だ。また、「御中鈫を手にすれば医学的知識がなくても誰にでも治療ができる」というのもこの療法の特徴だ。御申鈫を持てば「万人が名医になれる」のだ。

新潟県の大岩智子さん（仮名、47歳）は、目の持病であった特発性黄斑変性症が御申鈫療法で治ったことから、息子の治療に同療法を役立てたいと２０１３（平成25）年に同療法を貴峰道で学んだ。

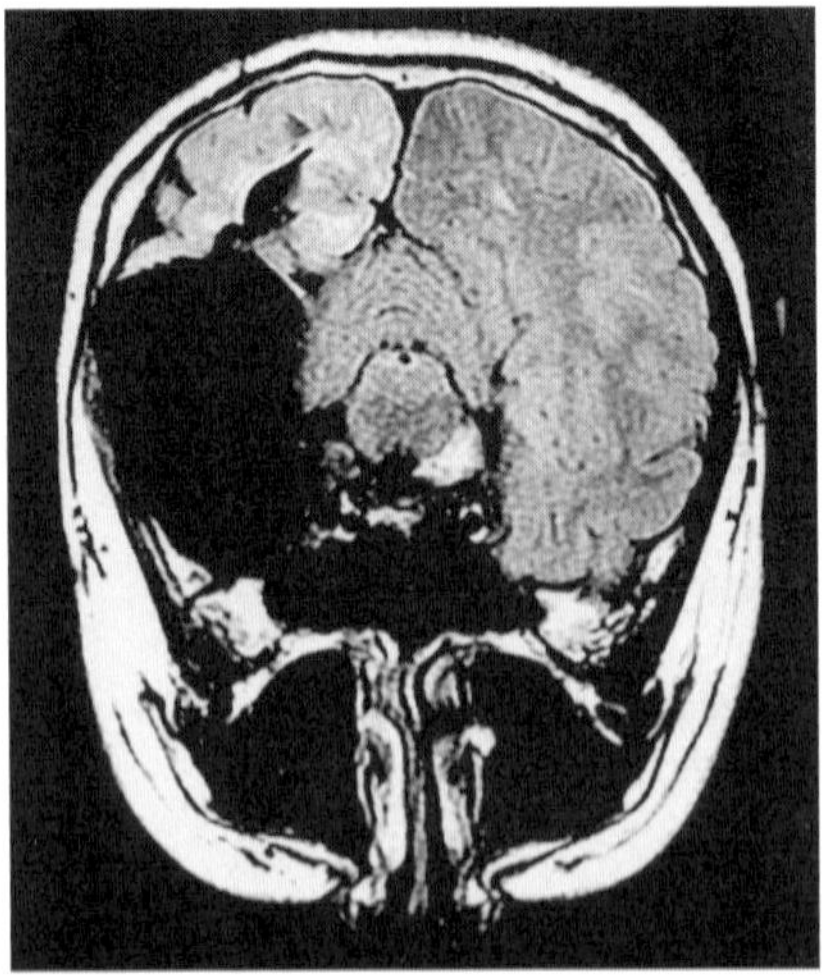

写真６　６歳で左側頭葉を４分の３切除した賢さんの頭の画像

息子の賢さん（仮名、18歳）は難治性テンカンのため、６歳のときに左側頭葉を４分の３切除した（写真６参照）。医師には「７歳までに喋らなければ、一生喋れないと覚悟してください」と言われていた。

９歳のとき、新潟県で貴田さんの弟子である治療家から御申鈫治療を受け始めたが、当時の発達は２歳児程度と診断されていた。10歳からは智子さんが自宅で毎日、御申鈫で治療した。テンカン発作が起こったときにはすぐに御申鈫で治療した。賢さんは御申鈫で治療されるのを嫌がりもしたが、されないのも嫌で、治療後はスッキリするのがわかっているようだった。

両親が驚くほどの知的成長

賢さんが15歳になったときには、できなかった感情のコントロールができるようになり、穏やかになった。文字（ひらがな）も読み、よく喋り、笑い、面白いことを言って智子さんを笑わせるようにもなった。御申鈫を始めてからの5年間、彼の知的な伸びは、両親が驚くほど目覚しかった。

２０２０（令和２）年、高校３年生（特別支援学校）になった賢さんは、精神面においても「我慢できる」「察することができる」ようになった。

作業実習で事業所に行った際には、５つくらいの工程を覚え、１時間以上作業に集中してとりくむこともできた。智子さんは「正直、息子の記憶力と集中力には驚かされます」と。

そして、これまでの賢さんの成長に関して、「御申鈫の氣によって、脳細胞の遺伝子が働いて、脳神経が再生されたのだと思います。私たち家族にとって奇跡が起きたとしか思えません」と言っている。

賢さんは一度も貴田さんの治療を受けたことはない。智子さんによる御中鈫治療のみで前述のように成長を続けている。

②人工呼吸器をつけられ「脳波平坦」状態の母親を蘇生させる

甲状腺ＣＴ検査の直後、心臓が止まる

前出の八亀真由美さんは、２００８（平成20）年に椎間板ヘルニアが御中鈫療法で改善したのを機に、御中鈫療法を学んできた。２０１８（平成30）年には、「香中堂」という治療院を千葉県富津市に開設した。しかし、開院後も御中鈫療法の研修を続け、今も貴峰道で月に数回、治療に当たっている。その八亀さんは自らの御中鈫で、今は亡き母親を、母親が84歳のときに、文字どおり「蘇らせた」ことがあった。

２０１３（平成25）年８月15日、彼女の兄から電話があった。

「母さんが今日、病院で甲状腺ＣＴ検査を終えた直後、心臓が止まってしまった。蘇生し

たが、今は意識がない状態になっていて危篤状態なので、家族や近親者に連絡するように言われた」

電話を受けて、八亀さんは東京から弘前市内の病院まで、5時間ほどかけて駆けつけた。前日まで元気だった母親は人工呼吸器をつけられ、血の気はまったくなく、顔は浮腫《むく》み、呼びかけても無反応だった。

御申鈫療法開始4日目に目を開ける

母親は「甲状腺に影がある」ということで、造影剤使用のCT検査を受けたのだが、彼女には喘息の持病があった。本来なら、喘息のある患者に造影剤を使ったCT検査を行なうことは「原則禁忌」だった。

八亀さんはやりきれない思いを抱えながら、看護師に見つからないように母親に御申鈫療法をした。

翌晩（2日目）、彼女はいたたまれず、貴田さんに電話で相談した。彼は、「主治医には、自分が鍼灸師で、母親のために御申鈫療法をしたいときちんと話し、しっかりお母さんの頭、目、耳、胸、背中と全身を治療したほうがいい」と助言。

次の日（3日目）、八亀さんは主治医の快諾を得て、御申鈫療法を始めた。

翌々日（4日目）、リハビリの方に母親を横向きにしてもらい、背中に御申鈫療法をした。すると、仰向けにしたとき、母親がパッと目を開けた。

その後もひたすら御申鈫療法を行なった。すると、すぐに強心薬の投与を中止できるようになり、動脈のセンサーも外された。目を開ける時間が長くなり、八亀さんのこともわかり始めた。人工呼吸器は外せずにいた。

御申鈫療法を続けたことで9割方意識が戻る

ある夕方、母親はまたも目を閉じ、血圧が低く、心拍数も多かった。聞くと、その日、「胸部レントゲンと脳波を測定した」という。

次の日、主治医の説明から、以下のことが判明した。

意識不明になって10日が過ぎた現在まで、検査によって意識不明になり肺炎を併発した母親に対して、肺炎の状態を確認するだけのために、毎日、レントゲンを撮っていた。

八亀さんは、医師に「明日からレントゲンを撮らないでほしい」と、お願いした。10日間はX線検査をしないことになり、彼女は御申鈫療法を続けた。

10日後、母親の右の肺炎は良くなり、左は少し肺炎が残っているもののほとんどが改善した。その後、痰をとるために気管切開をしたが、人工呼吸器は外され、その後は意識も9割方戻り、歩行訓練も始まった。

母親は、聴性脳幹反応（ＡＢＲ）検査によると、まだ脳幹の反応はとても低かったが、自ら呼吸し、娘を叱るまでに回復した。八亀さんは、「母は御中鈫療法をしていなかったら、間違いなく死を迎えていたと思います。ここまでの回復をもたらした御中鈫療法の治療効果の高さに、改めて感動しました」と言う。

半年後、母親は無事に退院することができた。

③2カ月で右腕肘関節の複雑骨折を完治させる

包丁も握れないほどの右肘関節の痛み

東京都で無農薬の野菜を使った「八百屋カフェ渋谷」を経営する藤崎健吉さん（61歳）が右腕の肘関節部分を打撲したのは、２０２０（令和2）年9月下旬のことだった。

翌朝、起きたときには、右腕が腫れあがっていた。単なる打撲だろうと湿布薬を貼ったものの、いっこうに良くなる気配がなかった。時が経つにつれて前腕部はますます大きく腫れあがり、上腕二頭筋にもまったく力が入らなくなった。朝、起きると右腕に痛みがはしった。左手で右腕を胸のあたりに持ち上げて、ようやく起き上がれるという状態だった。10月初旬、近所の整形外科を受診した。レントゲンを撮ると、「骨は折れていない」ことがわかり、「2週間ほど経過をみましょう」ということになった。10月下旬、ワインの栓を抜くにも一苦労し、ついには包丁も握れず、野菜の千切りもできないほどになった。料理人にとって、右肘の痛みは致命的だった。

硬いカボチャの輪切りなども以前と同じようにできる

藤崎さんには、92歳で今も現役ホームドクターを務める父親がいる。そこで、父親の診断を仰ごうと11月初め、実家へ向かった。エコー（超音波）で右肘の画像を撮った。すると、超音波画像診断装置の液晶モニターには、複雑骨折をした右腕の肘関節と、肘関節から剝がれ落ちた骨片が映っていた。

父親は、「今までよく我慢できたな」と言った。そして、「残念ながら、この痛みは一生消えないと思う。現代の西洋医療では完治は望めないので、この傷と一生つきあっていくことになる」と。

藤崎さんは「御中鈫ならきっと治せるに違いない」と、すでに購入していた自分の御中鈫で毎日、欠かさず患部を治療した。

エコー画像を持参して貴峰道へ行き、11月に4回、12月に3回の治療を受け、自分もひたすら邪氣をとり除く作業を朝晩続けた。

すると、腫れがじょじょに引き、同時に痛みも緩和した。

2カ月が過ぎた2021（令和3）年1月初旬には、腫れ・痛みとも完全に治まり、中断していたジムのフリーウエイト・トレーニングも再開できた。ワインの栓抜きはもちろん、硬いカボチャの輪切りなども以前と同じようにできるまでに回復した。

藤崎さんは、「西洋医学で治らないと診断された私の肘関節の複雑骨折が、こんなに早く機能回復したのは、ひとえに御中鈫療法の力である」と。そして、「難病を患う方々はもとより、外的損傷に苦しむアスリートをはじめとした多くの方々にも、ぜひ御中鈫療法の素晴らしさを知っていただきたい」と言う。

④膝蓋骨骨折を自分で御中鈫療法し、痛みなし

温泉露天風呂脇で膝から直角に転倒

２０２０（令和２）年7月30日、東京都在住の山本加奈さん（仮名、50代）は、旅行先の温泉露天風呂脇で、思いっきり膝から直角に転倒した。あまりの衝撃に呼吸が止まるほどだった。

幸いなことに、転倒したとき、たまたま御中鈫を2本手に持っていた。即座に御中鈫を患部の膝に押し当てて、2時間ほど安静にして休んでいた。呼吸の乱れは落ち着いたが、足はまったく使うことができなかった。しかし、痛みがなかったので、よもや骨折しているとは思わなかった。

その後、宿の人から、「掃除が入るので部屋を空けてほしい」と言われたため、宿の車椅子を借り、タクシーで近所の美術館に出かけた。ランチをし、展示会を鑑賞した。

転倒してから5時間がたったころ、膝の具合がいっこうに回復しないため、地元の病院に急患で駆け込んだ。レントゲンを撮ると、膝の皿（膝蓋骨）はみごとに割れ、膝蓋骨骨折と診断された。その場で簡易ギブスと松葉杖を処方された。

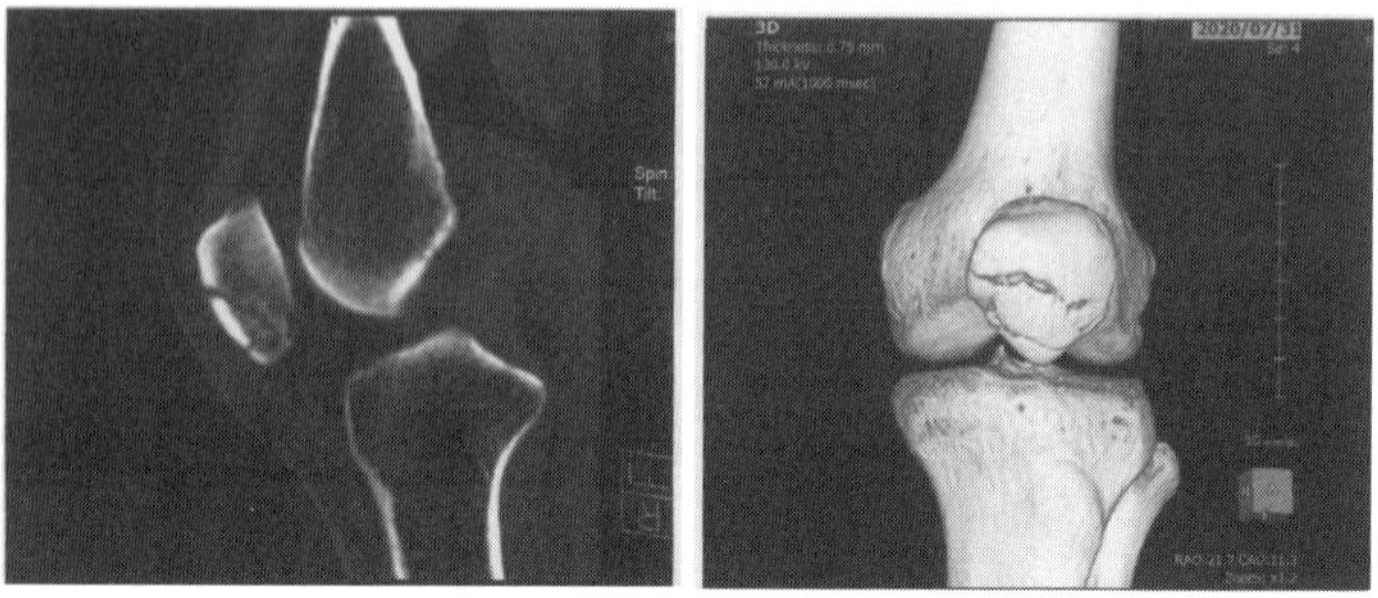

写真7　2020年7月31日に撮られた山本加奈さんの膝蓋骨骨折の画像

医師は「一刻も早く、東京の病院で診察してもらった方がいい」と言った。その判断に従って、その日はそのまま旅行をきりあげて、東京に戻った。

怪我の当日であるにも関わらず、膝は動かさなければ痛みがなく、痛み止めの薬も必要なかった。山本さんは「御申鈦のおかげであるのは明らかだった」と。

膝は動かさない限り痛みはまったくなし

翌31日の朝、都内の外科病院で改めて詳しいCTを撮った。診断は同じ膝蓋骨骨折だった（写真7参照）。幸い、割れた骨が離れていないので、手術は必要なかった。しかし、「けっして曲げてはいけないので、固定ギプスをする」との診断だった。

山本さんは、「固定ギプスでは御申鈦もできなくなるのではないか」と危惧した。そのため、再三固定ギプスを薦める医師を説得し、「動かさない」約束をして簡易ギプスにしてもらった（写真8、9参照）。

山本さんは怪我をした直後から御申鈇で自らを治療していたため、膝は動かさない限り、痛みはまったくなかった。血が膝蓋骨の周りに溜まることもなかった。腫れも、あるものの象のような足になることはなかった。

その日（31日）の昼は、階段でしか行けない二階にあるレストランに松葉杖1本で登ることができた。

「御申鈇の凄さは十分存じてはおりましたが、今回の骨折により身をもって御申鈇の凄さを体感いたしました」

「御申鈇は私の人生のなかで最大の宝ものです。我が家の宝です」と山本さんは言う。

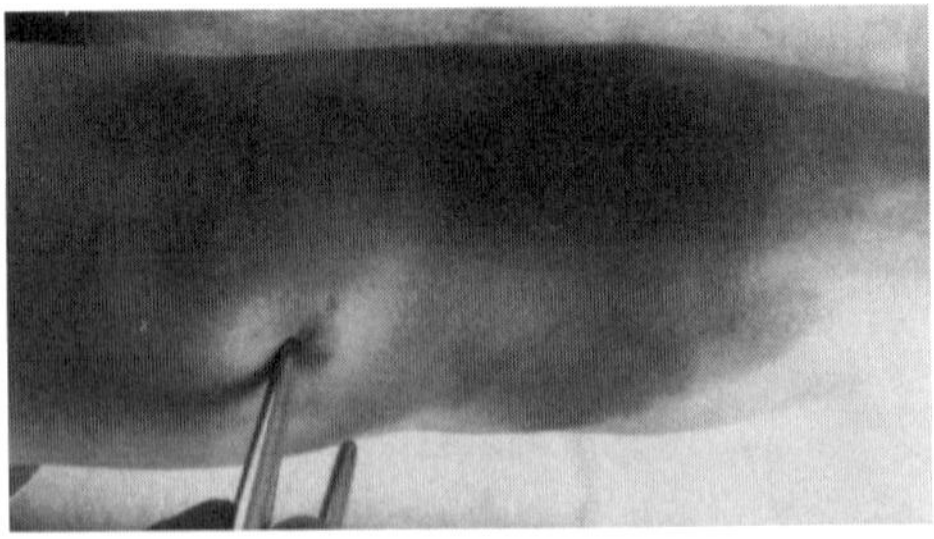

写真８　膝蓋骨周りを御申鈇で治療する

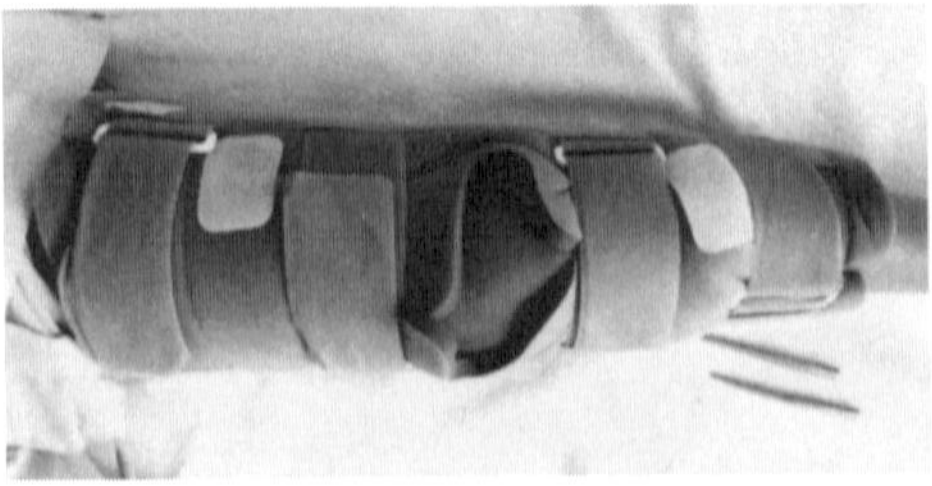

写真９　簡易ギプスと御申鈇

病治しは「結果が命」

「病の本質は邪氣である。身体のなかに溜まっている邪氣（過剰な電磁気エネルギー）をとり去ることで、あらゆる病は改善する」。そんなシンプルな論理で、内科・外科・皮膚科・眼科・脳神経科などジャンルを問わず、病治しの効果をあげているのが御中鈫療法だ。（第7章参照）。

現代医療では何一つ改善できないと言われているALSにも著しい効果を発揮しているのは、「氣の質が高い」からだとも言える。

では、「氣の質が高い」とは、何を意味するのだろうか。貴田さんによると、「あらゆる病に対応できる周波数の氣をいただいている」ということになる。

臓器に固有の周波数があることは、波動医学などで明らかになってきたが、御中鈫から出る氣には、全ての臓器・脳・全身に対応する周波数が含まれているということだろう。

そして、その高い氣の質は、大峯山に於ける修験道の行から得ている（第8章参照）ということだ。「力を得る目的で行をするのではなく、結果として力を授かる」のだという。大峯山の清冽な氣が穢《けが》れ（邪氣）を祓《はら》い、「心と身体が清らか（正氣）になれば、氣の質は高まってくる」という。

「それをどう、証明できるのか」という声が聞こえてきそうだが、それに対する答えは貴田さんの言う「病治しは結果が命」ということになる。ＡＬＳや重度の非代償性肝硬変など、今の医学では治らないとされている疾病が「氣の療法」である御申鈘療法で著しく改善しているという事実だ。（第４～７章参照）

「百見は一試に如かず」の療法

貴峰道では、質の高い氣を使って「御手《みて》の祓《はら》い」が行なわれている。これは手から出る氣で身体のなかに溜まっている邪氣（過剰な電磁気エネルギー）を祓って体外に流すというものだ。

貴田さんが「御手の祓い」をすると、「あー、爽やかな風が吹いてくる」「手足からビリビリと邪氣（電気）が出ていく」と表現する人は多い。彼は手から無尽蔵に出ている氣で、患者の頭にも身体（表側・裏側）にも「御手の祓い」をする。それは貴田さんだけではなく、御申鈘療法を学べば、誰にでもできる。

「祓え給い、清め給え、神《かむ》ながら守り給い、幸《さきわ》え給え」と祓詞《のりと》を言いながら行なうお祓いは、神道における重要な神事だ。心身の穢《けが》れを祓い清らかにするのが目的だ。貴峰道ではその本来の意味での祓いが今も行なわれている。

また、貴田さんはじめ御申鈫療法師たちは毎日、朝から晩まで難病の人たちの治療に当たっているが、彼らの氣が減ることはない。「御申鈫から出る氣は無尽蔵の氣であることが日々の治療で実証されている」と貴田さんは言う。

「百聞は一見に如かず」という諺があるが、御申鈫療法を理解するには、100回見るよりも1回試してみるほうが理解できる。まさに、貴田さんが言うように「百見は一試に如かず」の療法であることが実感できるはずだ。

科学的態度とは何か

「もしかして自分の症状はALSではないのか」という思いから、必死にALSを治せる治療所をインターネットで検索して、貴峰道にたどり着いた人は多い。そして、実際に貴峰道に通うことで症状が著しく改善している人がいる。

しかし、その人が著しく改善していても、身近な家族や友人などから心ない言葉を投げかけられる人は多い。

「純金の棒で身体を擦るだけでALSが改善するわけがない」

「そんな民間療法で治るわけがない」

「騙されているんじゃないの」

「科学的に証明されているの？」などなど。

そして、貴峰道に通うこと自体を家族に反対され、止められる人もいる。

大峯山の氣を込めた純金の棒で擦り押すだけで、副作用もなく、短時間で症状が改善し、難病さえも治るということが大半の人の理解を超えているのだ。そのために御中鈫療法は長年、理解されずにきた。30年以上、無理解ゆえの誹謗中傷に晒されてきた貴田さんは言う。

「私は何を言われても平気です。しかし、家族の方から治療に通うことを止められて、せっかく良くなっていた症状が悪化する患者さん本人が気の毒です」

東洋医学の治療家たちでさえ「氣の存在」を実感できない現代において、「氣の療法」が理解されにくいのは当然かもしれない。しかし、自分が理解できないゆえに批判するのは「科学的態度」だろうか。

作家・五木寛之さんの発言に、筆者の思いにぴったりの言葉があったので、紹介したい。

真に科学的な態度というのは、現時点で証明できないことを全部否定するのではなく、ただわからないと素直に認めることだと思う。

いま人間が科学で理解できていると思っていることは、宇宙天地自然現象の何百万分の一にすぎないのだ。自分たちは、まだよちよち歩きの赤ん坊の段階にも至っていないのだということを、謙虚に認識することだと考えているんです。おのれの真の実力を素直に認識すること、それこそが科学的態度だと。

ところが、どういうわけかお医者さんにしても、ほかの科学者にしても、自分が学んだ科学というものが、すべてを解明解決できるかのような言いかたをするんですね。そういう謙虚さを忘れた人間の傲慢さというものが、いま、この地球をおおっているような気がする。近代人の最大の欠陥は、証明されるものしか信じないということだと思いますね。

（『気の発見』平凡社刊・77頁より）

「科学的態度という意味においても、松本元博士が御中鉞療法の価値を認めて研究しようとしたことは、真の科学者の慈悲・慈愛に裏づけされた謙虚さの現れだと思います」と貴田さんは言う（第9章参照）。

第4章　ALSが治った　part 1

ＡＬＳが治り御申鉞療法師として活躍

島田雅彦さん

筋肉が壊れていく

「どうも右足に力が入らないな」

競輪選手だった島田雅彦さん（45歳）が、身体の不調を感じ始めたのは36歳（２０１２年）のときだった。

約２４００人（２０２０年10月1日時点で２３６３人〈うち女子１５２人〉）いる競輪選手は成績によって6クラスにランク分けされている。上からＳ級（Ｓ班、1班、2班）、Ａ級（1班、2班、3班）だ。島田さんはＳ級2班に所属して、活躍していた。ところが、右脚力の低下によって成績が落ち始めた。

いろいろ試してブロック注射までした。しかし、まったく効果はなく、症状は悪化するばかりだった。町の神経内科を受診した。すると、総合病院を紹介され、筋萎縮性側索硬化症（ＡＬＳ）と診断された。２０１３（平成25）年12月17日のことだ。

ＡＬＳという病気を知らなかった島田さんは、病名を告げられても「そうなのか」程度にしか思わなかった。治らない病気と思っていなかったのだ。

少しずつ、右手足の運動機能と筋力の低下は進み、成績はどんどん落ちていった。自分でも筋肉が少しずつ壊れていくような感覚がわかった。壊れた筋肉がただの肉となり、プニプニしていくのが気持ちわるかった。２０１４（平成26）年夏ごろにはもう競技にならなかった。引退を決意し、同年11月、38歳で引退した。

貴峰道のホームページにたどり着く

必死で治療法をインターネットで探し続けた。２０１５（平成27）年6月1日、ヒットしたのが貴峰道のホームページに載っていた次のコラムだった。「ＡＬＳ（筋萎縮性側索硬化症、特定疾患・指定難病）～病歴17年の医師、医学的に絶対あり得ない『回復』に驚嘆、『ごしんじょう療法を解明したい』～」（第６章参照）

山田弘（仮名）医師が自らの御申鈫体験を語り、御申鈫療法の効果を考察するコラムだ。

島田さんは山田医師の言葉に釘付けになった。「でも、ＡＬＳが金の棒で改善するわけがない」と、一度はサイトを離れた。しかし、「医師が自らの言葉でＡＬＳ体験を語るのだから、信用できるのではないか」と、自分自身で御申鈫療法の効果を確かめてみようと、貴峰道に電話を入れた。

貴田さんからは「つめて治療したほうがいい」とアドバイスされた。そのため、6月11日〜13日までの3日間、予約を入れた。ALSと診断されてから約1年半後のことだった。

「必ず助けになりますから」

2015（平成27）年6月11日。初めて貴峰道を受診した。MRI検査の10日後だったため、状態は悪化していた。

当日、彼がカルテに書いた症状は以下のようなものだった。
○右下肢の異常（歩きづらい・足首の底屈背屈ができない・前脛骨筋が萎縮・ふくらはぎに力が入らない・大腿部の違和感・臀部の痛み）
○右上肢の異常（書きづらい・箸が持ちづらい・筋力の低下・右腕を振って歩けない・前腕上腕の異常な筋肉の壊れ方・大胸筋に力が入らない・三角筋がなくなる）
○上肢・下肢とも上げづらい
○車の運転は左脚しかできない
○日に日に筋肉がなくなる、力が入らなくなる、プニプニするのが恐怖

○ＭＲＩをしてから左前脛骨筋、左前腕部の違和感が出ている
　島田さんは書きながら、涙をこぼした。貴田さんの「必ず助けになりますから」という言葉に涙が出たのだ。「治療を受ける前から救われた」という気持ちがあった。「病気の進行を少しでも食い止めることができれば、それだけで助かるし、それだけで十分だ」と思っていた。

1回目の治療後腕立て伏せが10回

　治療前、島田さんは歯を食いしばって力んでも右足首に力が入らず、背屈ができなかった。そのため、右足を引きずって歩く状態だった。右足の片足立ちもできなかった。右手にも力は入らず、歩くときもまったく振れない。右手を水平に上げるのがやっとで、バンザイの状態まで持ち上げることができなかった。治療ベッドの上で腕立て伏せをやってみるが、腕に力が入らず、渾身の力を込めても1回やるのが精一杯だった。

　ところが、1回目の治療後、治療前より速いスピードで10回腕立て伏せができた。右足首の背屈を試してみると、ゆっくりながら数センチ動かせた。また、歩くとき、右足を少しだけ浮かせることができるようにもなった。右手にも力が入ることを実感し、バンザイ

の状態まで上げられるようになった。

ちなみに、これら島田さんの状態は、貴峰道の「難病症例ＤＶＤ」に収録されており、御申鈦療法を受けた方なら、誰でも見ることができる。

治療の途中で手足から塊のようなもの（邪氣）が出て行く感覚もあった。動かなくなってきた右上肢と右下肢、頭の左側が、御申鈦で押されるとかなり痛かった。しかし、その痛い所を御申鈦で治療されると、手足がビリビリし、邪氣が出ていくことがよくわかった。邪氣が抜けていくと、治療の途中から右上肢と右下肢に力が入る感じがして、治療後はとにかく体が楽になった。

びっくりすると同時に嬉しさでいっぱいになった。

11回目の治療で腕立て伏せ30回。「人生が楽しみだ」

治療を受け始めてから島田さんは克明な治療経過の記録を残している。以下、その記録に基づいて、体調の変化をみてみよう。
２０１５年６月12日
（2日目の治療・午前中）15回腕立て伏せができる。足首に力が入る。

昼食でラーメンを食べた。箸の使い方が楽になる。

（3回目の治療・午後）右足で片足立ちが1分ほど保持。来たときは10秒もできなかったので効果を実感する。

2015年6月13日　（治療4回目）

幡ヶ谷（ホテルの場所）から徒歩15分で来れる。1回目の治療後では30分かかっていた。

昨日は20分。今日は15分。確実に良くなっている。

治療中はそこらじゅうが痛い。治療後、足首の背屈の力強さが出てきた。

腕立て伏せが23回できる。前回より8回できるようになった。

治療が終わってしばらくたち、筋肉がピクピクしていないことに気づく。激減している。

ホテルで熟睡できている（それまでは睡眠薬が手放せなかった）。

数回の治療でここまで変化があるとは思わなかった。生きる望みが出てきた。ほんとうに嬉しい。

2015年6月15日（治療6回目）
朝のジョギングを再開する。走れるか不安だったが、確実に走れている。
運動量も増えて、食欲も増し、睡眠の質も良くなっている。

車の運転も右足でできるようになってきている。
２０１５年６月16日（治療７回目）
治療前は少し身体が重く感じるが、治療後は身体が軽い。
筋肉のピクつきは少しあるが、激減している。
まだ坂道は苦手だが、以前よりは楽だ。
治療中は痛みを感じるが、終わった後の軽さはすごい。
まだ細かい動きは苦手だが、少しずつ改善している。（この日、御中鉱を１本購入する）
２０１５年６月17日（治療８回目）
まだ右腕の振りは弱いが、少し振れている。治療してもらった分だけ良くなっている。
治療後、腕立て伏せが25回できる。足の背筋が力強い。
２０１５年６月18日（治療10回目）
朝までしっかり眠れる。体調はすこぶる良い。若干足を引きずるが、以前よりは気にならない。筋肉の回復には時間がかかりそうだが、張りはでている。
２０１５年６月19日（治療11回目）
治療後、筋肉痛はなく、腕立て伏せが30回できる。精いっぱいの力でたった１回しかできなかったのに、すごい。この先、いろんな目標ができた。人生が楽しみだ。

御中鈦療法師になれたらいいな

「必ず助けになりますから」という貴田さんの言葉どおり、治療を重ねるごとに体調の改善を実感した島田さん。気持ちも治療回数が増えるにつれ明るくなり、「生きる望みが出てきた」から「人生が楽しみだ」に変わっていった。

11回の治療後も毎週３日間は欠かさず名古屋から上京した。朝８時から夕方まで貴峰道にいて、朝・夕２回、必ず治療を受けた。治療を受けない時間は待合室にいて、常に御中鈦で身体を擦り続けた。

１日中、貴峰道にいると、さまざまな患者さんを見ることにもなった。重度のアトピーの人、末期がんの人、脳障害の難病の人などだ。重度の肝硬変で臨月のように腹水が溜まり、２０１４（平成26）年９月に主治医から死を宣告されたという50代の男性にも会った（第7章参照）。絶対に治らないと言われた肝硬変が御中鈦療法で治り、２０１５（平成27）年６月から職場復帰しているという事実は、本当に励みになった。

がんによる激しい痛みのある方が、治療後は痛みがとれ、別人のように明るい表情になって帰っていく例を数えきれないほど見た。御申鈦療法があらゆる難病の人たちの助けになっているのを目の当たりにして、しだいに自分自身も「御申鈦療法師になれたらいいな」と思い始めた。

実は、最初に貴峰道に行ったとき、貴田さんから言われた言葉があった。

「良くなったら、島田さん自身も御申鈦で、病気で悩んでいる人を治療してあげたらいいですよ」

ＡＬＳの人・全ての難病の人に御申鈦療法を受けてほしい

島田さんの意識の変化に応じて、治療経過の記録にもＡＬＳを患う人へのメッセージが入ってくるようになった。

２０１５年７月30日

ＡＬＳの進行は感じられない。それよりも、回復している。

弱っている右足で片足立ちのキープの時間が１分以上できるようになった。試しに右足で片足ジャンプしてみる。連続で20回できる。着地でのバランスも崩れることなく、しっかりしている。バランスも良くなっている。

初めてのときは、代々木上原の駅から貴峰道への坂道がとてつもない坂に感じられたが、今はなんとも思わなくなった。歩行時の右腕の振りは弱いが、以前よりは自然に振れている。少しずつではあるが、確実に良くなっている。

貴峰道に出会えて、治療を受けられるのは、すごい偶然が重なりラッキーです。ＡＬＳには治療法がないので、だまされたと思って一度治療を受けてもらえたら、必ず体感できます。進行を黙って見ているなんて苦しいだけというのは自分の体験で分かっています。同じＡＬＳの人が御中鈫療法を受け入れることを願います。

２０１５年８月21日

足首に力が入るようになって、治療をしていただく度に力強くなっているのがわかります。最初に比べると、すごい早さと力強さを実感しています。

一度動かなくなった身体が動く、少しでも動かせるようになるということは、ものすごく嬉しい限りです。

２０１５年９月３日

右足首の背屈が強くなり、スピードが速くなっている。貴田先生が、神経がつながって太くなっているというのも納得です。自分で動かしてみてよくわかります。確実に良くなっています。

子どものころから空手をやっていて、蹴りは得意でしたが、足が腰までしか上がらなくなってきていました。調子が最近よくて、顔の近くまで蹴りが上がるようになりました。

（筆者注・島田さんは空手の有段者）

ＡＬＳの人・全ての難病の人に御申鈫療法を受けてほしいです。

治療開始から４カ月で御申鈫療法師に

ＡＬＳと診断（２０１３年12月17日）されてから約2年後、御申鈫療法を開始（２０１５年6月11日）してから４カ月後の２０１５（平成27）年10月11日、島田さんは御申鈫療法師になった。

10月11日に大峯山龍泉寺（第8章参照）で行なわれた八大龍王大祭（写真10参照）に貴田さんと参加した島田さんは、当日、八大龍王堂の中で貴田さんから御申鈫療法師の認定書を受けとった。島田さんは御申鈫療法への感謝と、御申鈫療法師としての決意を次のように書いている。

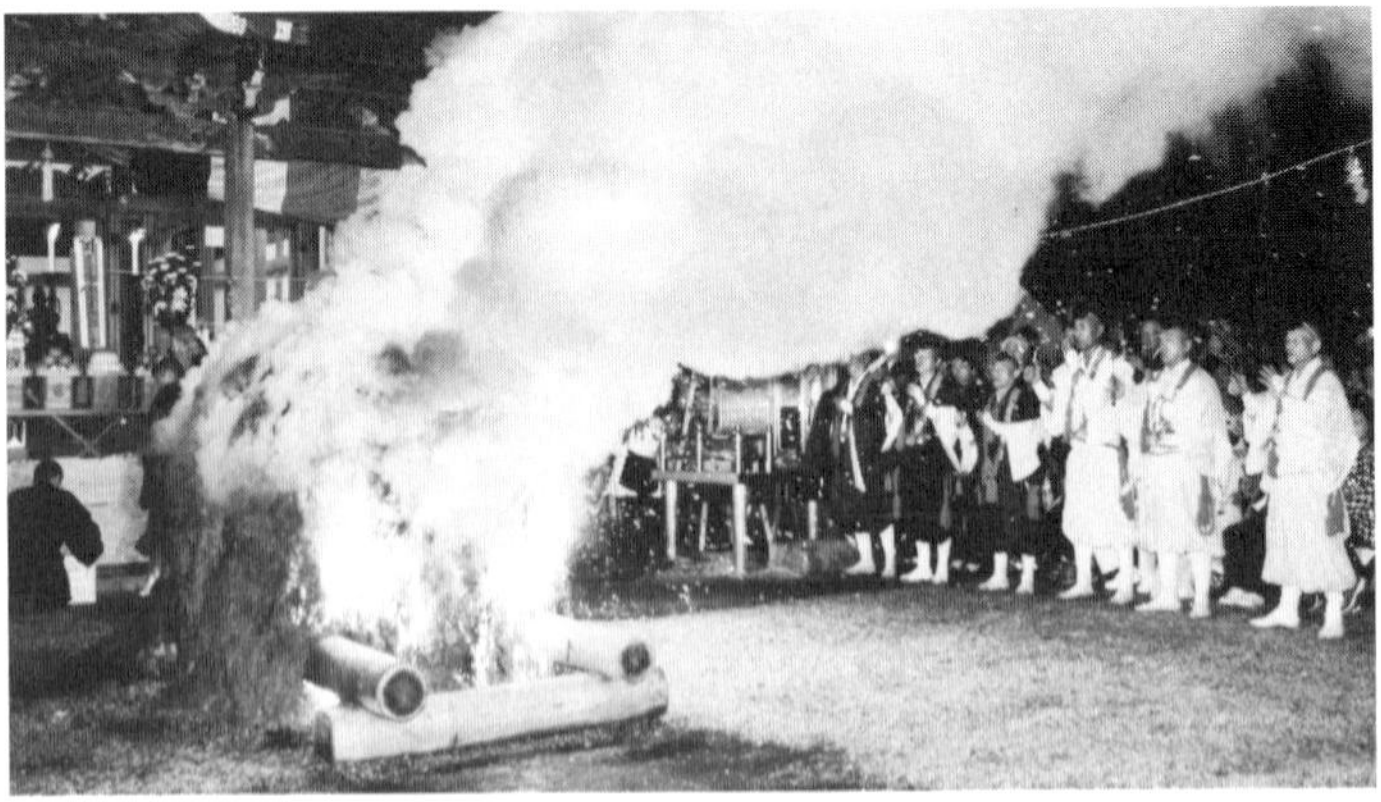

写真 10　龍泉寺の八大龍王大祭
右端が貴田さん（2016 年 10 月 9 日）

２０１５年10月21日

今までは治療してもらう立場だったのが、これからは逆の立場である治療家として生きていけるという喜びは大変なものです。闇の中でもがいていたのが、光が見えました。本当にありがたいです。

病気もなってみなければ、苦しみはわからないですし、藁《わら》にもすがりたくなるのも、自分がそうでしたので、わかります。すがったのが御申鈦で本当によかったです。

これからは御申鈦療法師として力いっぱい頑張っていきます。

遺伝子のスイッチがオンになり脳・脊髄の変性・萎縮が再生新生

6月11日（①）、9月17日（②）、10月21日（③）に島田さんが書いた文字を見比べてほしい（写真11参照）。治療を始めた当初は右上肢の異常があったため、文字も書きづらいのか小さな縮こまった文字だ。

ところが右手の動きが戻るにつれ、文字も大きく伸びやかになっている。10月21日の文字は、伸びやかさと同時に力強さも感じさせる。治療を重ねるごとに改善が実感でき、気持ちが前向きになるためもあるだろうが、右手の筋肉の回復度が文字に現れているのだ。

筋肉と運動機能をとり戻した島田さんは、御申鈦療法の「すごさ」を次のように語る。

「御申鈦療法を受けると、その場で神経と筋肉が繋がる感覚がわかる。しかも、具体的に足首が動くという事実で神経と筋肉が繋がったことを実感できるんです。この実感はすごい。本当に嬉しかったです」

島田さんの目を見張る回復の理由について貴田さんは次の点を挙げる。

○なんとか自力で歩け、筋肉もさほど落ちていない状態で治療を受けたこと。
○つめて、継続して治療を受けたこと。
○携帯電話の使用を控えるなど電磁放射線被曝を減らしたこと。

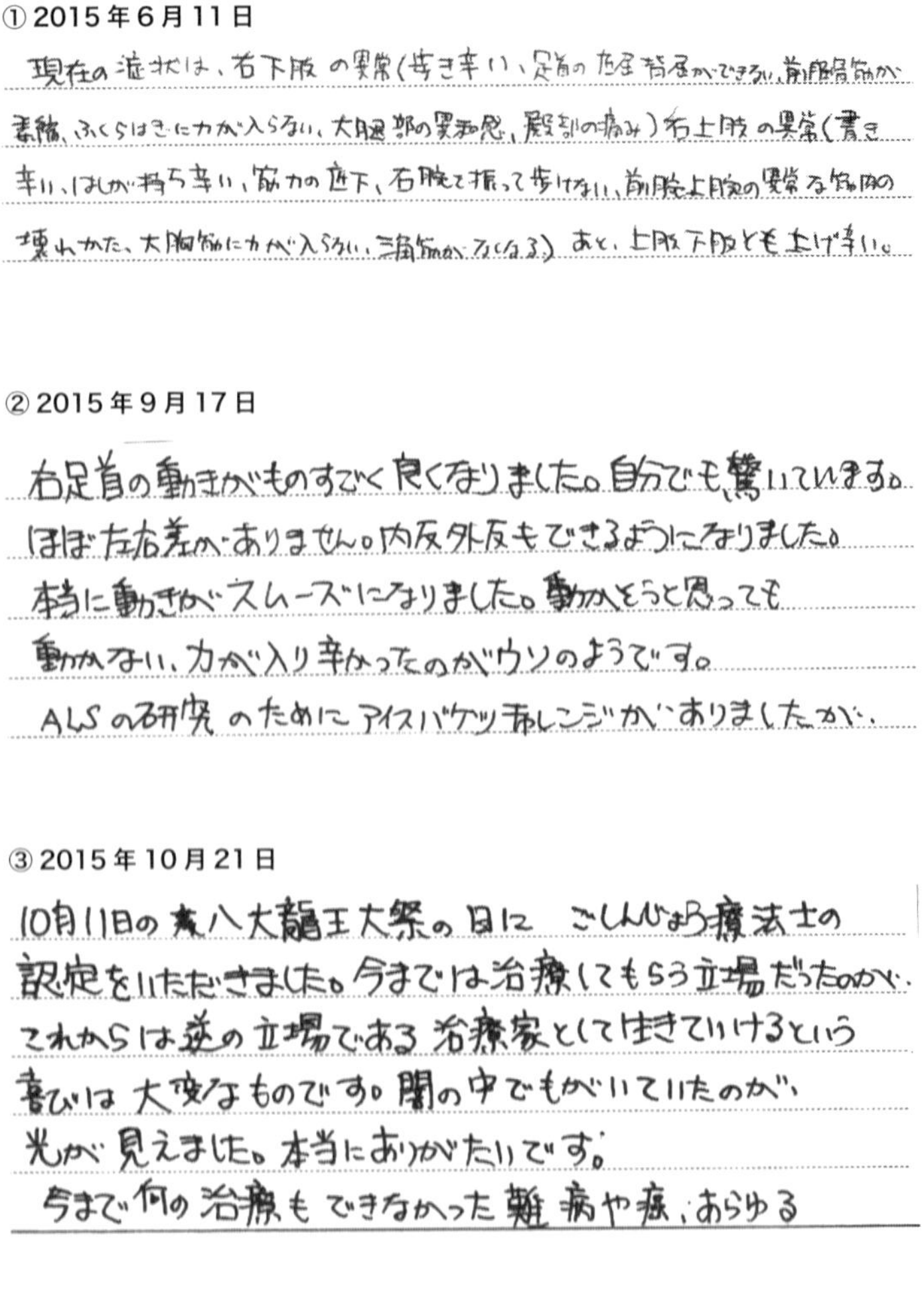
① 2015年6月11日

現在の症状は、右下肢の異常（歩き辛い、足首の底屈背屈ができない、前脛骨筋が萎縮、ふくらはぎに力が入らない、大腿部の異和感、臀部の痛み）右上肢の異常（書き辛い、はしが持ち辛い、筋力の低下、右腕を振って歩けない、前腕上腕の異常な筋肉の壊れかた、大胸筋に力が入らない、三角筋がなくなる）あと、上肢下肢とも上げ辛い。

② 2015年9月17日

右足首の動きがものすごく良くなりました。自分でも驚いています。ほぼ左右差がありません。内反外反もできるようになりました。本当に動きがスムーズになりました。動かそうと思っても動かない、力が入り辛かったのがウソのようです。

ALSの研究のためにアイスバケツチャレンジがありましたが、

③ 2015年10月21日

10月11日の八大龍王大祭の日に　ごしんじょう療法士の認定をいただきました。今までは治療してもらう立場だったのが、これからは逆の立場である治療家として生きていけるという喜びは大変なものです。闇の中でもがいていたのが、光が見えました。本当にありがたいです。

今まで何の治療もできなかった難病や病、あらゆる

写真11　島田さんの直筆文字の変化

○頭、体幹、抹消の邪氣をとることで、氣の流れがよくなり、脳で発した情報が速やかに抹消の神経まで伝わり、筋肉の働きが向上したこと。

○貴田さんと御申鈫が発する氣の力、氣の質によって遺伝子のスイッチがオンになり、脳・脊髄の中枢神経の変性・萎縮が再生新生されるという未知の現象が起きていること。

2018（平成30）年5月29日、ALSと診断された総合病院において針筋電図検査を受けた島田さんは「異常を認めず、筋萎縮性側索硬化症は否定的である」と診断されている。ALSが治ったのだ。

年間延べ1000人以上に御申鈫療法を

2015（平成27）年10月11日に御申鈫療法師となった島田さんは、現在、地元の愛知県春日井市で「競申堂」という施術院を開いている（写真12参照）。「競申堂」という名前は貴田さんにつけてもらった。競輪選手の「競」、御申鈫の「申」からとられている。

仕事を始めたばかりのころ、御申鈫療法師となったものの、自分の行なう治療にどれほどの効果があるのか、半信半疑のときがあった。そんな2016（平成28）年1月末、たまたま友人がスノーボードをしていて第一腰椎破裂骨折を起こし、病院に入院した。全治

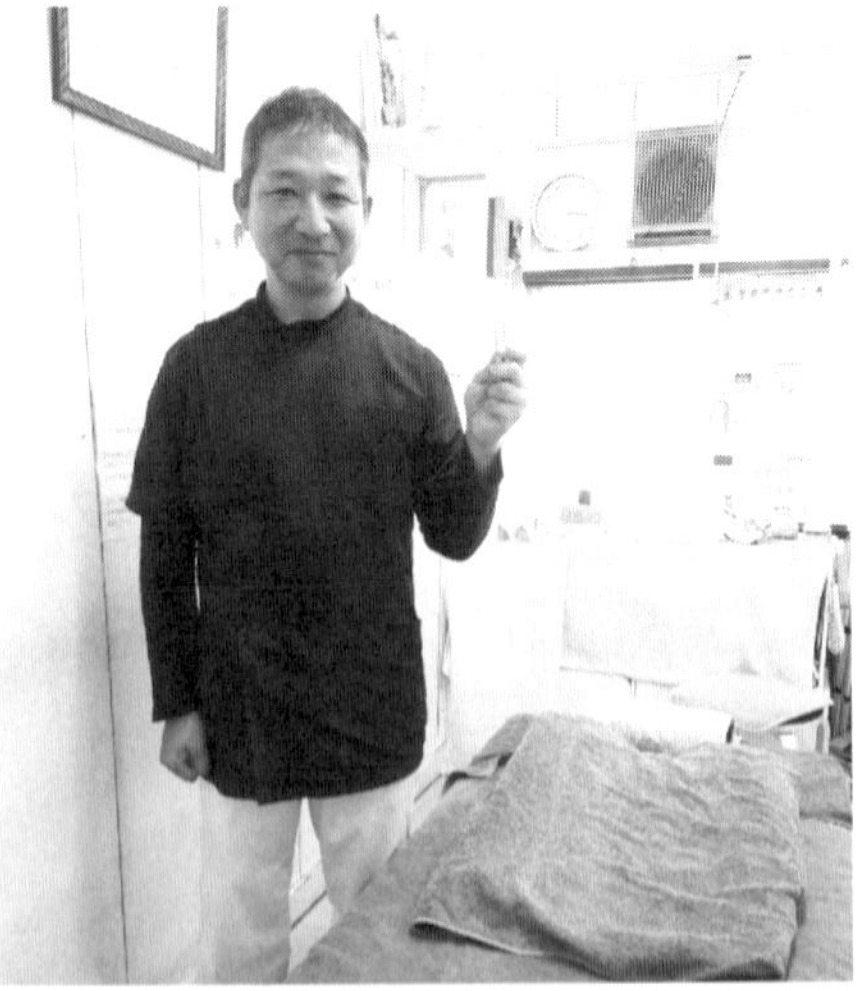

写真12 「競申堂」で御申鈫を手にする
島田雅彦さん（著者撮影）

不明で歩けるようになるかもわからないということだった。

島田さんは御申鈫療法の効果を確認する良いチャンスだと思い、友人を無料で治療した。ほぼ毎日、病院に通って友人に御申鈫療法を施した。すると、２月14日、コルセット・車椅子・松葉杖使用という条件付きであったものの、友人は退院することができた。これは普通ではありえないことだった。

退院した後も2日か3日に1回は友人宅に通い、御申鈫療法を行なった。友人は2月末には台所で食事ができるように、3月初めには車の運転ができるまでに回復した。御申鈫療法の効果を確認した事例だった。

現在、島田さんは予約制でさまざまながん、緑内障など多様な患者の治療に当たっている。２０１９（令和元年）年には延べ１０００人以上の患者に御申鈫療法を施した。

後輩に触発されて御中鈫療法師に

鈴木芳明さん

奇跡的な回復に「仮病だった」?

島田雅彦さんが御中鈫療法によってALSが治り、御中鈫療法師になったことに触発され、自らも御中鈫療法を学び、御中鈫療法師になった人がいる。名古屋市内で「POSISTRY(ポジストリー)」という施術院を開いている鈴木芳明さん(54歳)だ。

鈴木さんも島田さん同様、元競輪選手で、S級2班で活躍した人だ。島田さんより9歳年上のため、競輪選手としては先輩に当たる。

島田さんがALSになったと現役の後輩から聞いたとき、大変な病気だという認識はあったので、「引退はやむをえないだろうな」と思った。2014(平成26)年11月、彼が引退したと聞いたときは電話をして、「暇なときに、コーヒーでも飲みにおいでよ」と声をかけた。しかし、その後1年間、島田さんから連絡はなかった。「落ちこんでいるから連絡がないのだろう」と受け止めていた。

ところが、1年たった2015(平成27)年11月、島田さんから電話があり、二人は鈴木さんの施術院であった。島田さんのあまりに元気な姿を目の当たりにし、ＡＬＳというのは仮病だったのではないかとさえ思った。

聞くと、御申鈫療法で治したという。その奇跡的な回復に感動した鈴木さんは、自らも御申鈫療法を体験したいと、すぐに貴峰道を紹介してもらった。

御申鈫療法師になりたい

２０１５（平成27）年11月17日、鈴木さんは島田さんと貴峰道に行き、初めて御申鈫療法を受けた。今まで経験したことのない感覚に衝撃を受けた。治療後の「すっきり感」は格別だった。

20歳から45歳までの25年間、競輪選手として活躍してきた鈴木さんは度重なる怪我や障害に見舞われてきた。鎖骨骨折、肩甲骨骨折、大腿骨骨折、打撲、擦過傷、スポーツ障害（膝滑膜炎など）など。そのため、国内外の治療院を受診し、さまざまな手技や手法を経験するなかで、施術家と苦しみや喜びを分かちあってきた。

その経験から、引退後は、「自分も元気になる人を創りたい」とスポーツマッサージを行なう「POSISTRY（ポジストリー）」という治療院を２０１２（平成24）年12月に開業した。ポジストリーとは「身体のポジションをあるべきところに配置する」という意味だ。

ところが貴峰道を訪問したことで、気持ちが変化してきた。「待合室の番人」のような島田さんと待合室にいると、いろんな患者さんが話しかけてきてくれた。そして、末期がんや難病の人たちが治療後、明るい表情で帰っていくのを見ているうちに、自分も御申鈫療法師になりたいと決意した。

脳梗塞直後の施術でことなきを得た父

2016（平成28）年1月から御申鈫療法師になるべく、毎週1回、名古屋から東京に日帰りで研修に通った。最初は貴田さんの治療を見ているだけだったが、しだいに患者さんの施術にも当たるように。そして、同年5月10日、念願の御申鈫療法師と認定される。（写真13参照）

施術院の施術もスポーツマッサージから御申鈫療法に変えた。御申鈫療法の凄さを熱く語れば語るほど、相手が引いていく経験もした。しかし、施術を重ねるに従い、「ここが頼みの綱」と毎週のように通ってくる患者が増えていった。また、自分の家族が御申鈫療法で命を救われる体験もした。

2019（令和元）年5月、当時85歳の鈴木さんの父親が初曾孫に会うために鈴木さん宅を訪問した。ところが、赤ちゃんをあやしていたとき、あぐらをかいた体勢から卒倒するように後ろに倒れた。横に座っていた鈴木さんはとっさに父親に手を添えて、仰向けに横たえさせた。

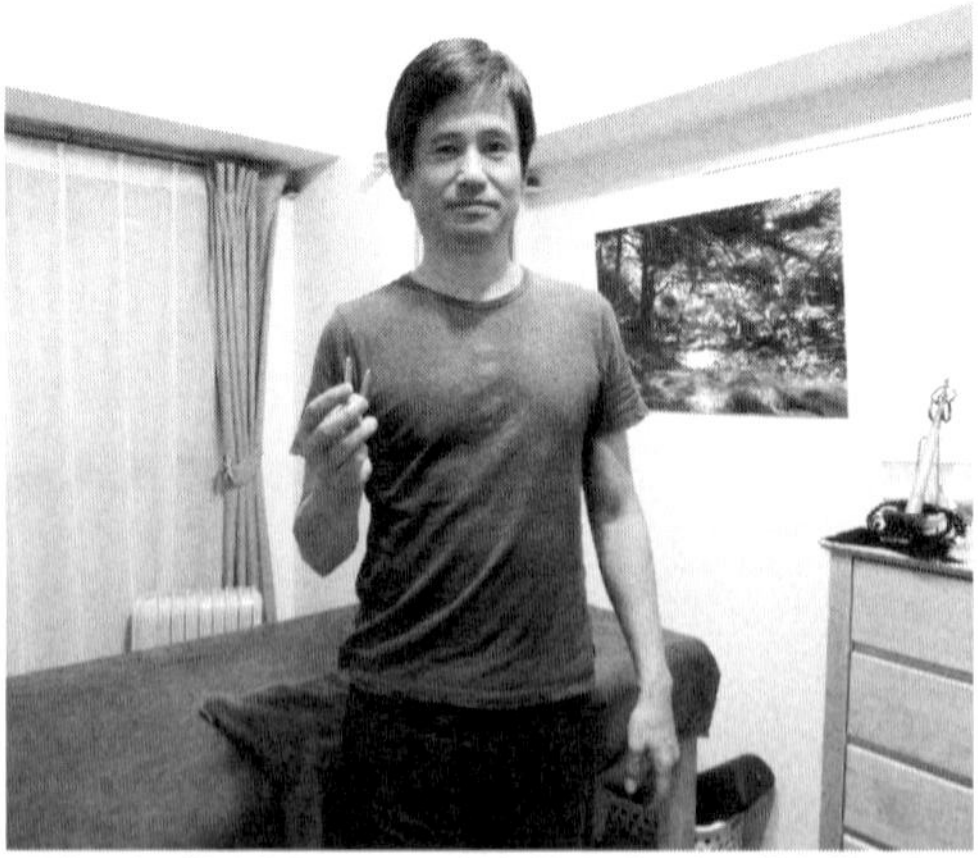

写真13「POSISTRY」で御申鈦を手にする鈴木芳明さん
（著者撮影）

そのとき、看護師をしている鈴木さんの娘が、「お父さん！　脳梗塞だよ！」と。父親は左の口角がひきつれるように下がり、白目をむいて倒れたという。

鈴木さんは即座に御申鈦をとり出し、父親の頭を入念に施術した。記憶障害が出ていないか話しかけながら20分ほど続けた。施術後、父親は何事もなかったかのように、事前と変わらない様子で平然としていた。

帰りは心配だったので、鈴木さんが車で実家まで送った。父親は途中で天ざるそばをペロリと平らげ、車中での会話も普通だった。それから2年後の2021(令和3)年5月の今日まで、父親は何の後遺症もなく、大好きな晩酌も欠かすことなく、健康そのものだ。自分の目前での脳梗塞、娘(看護師)の的確な指摘があっての父親の蘇生だった。しかし、「最大の幸運は側に御申鈫があったことだ」と、鈴木さんは御申鈫に感謝している。

瀕死状態から奇跡的に回復した愛犬

鈴木さんは御申鈫療法が動物に効果があることも経験した。2019(令和元)年9月、彼の愛犬「ふく」(雌6歳の甲斐犬)が膿皮症にかかったときだ。膿皮症は免疫機能の異常によって皮膚の常在菌であるブドウ球菌が異常繁殖し、かさぶたができたり化膿したりする病気。一度罹患《りかん》するとなかなか治りにくい。

動物病院で抗生物質の薬を出してもらい、2週間飲ませたが改善はみられなかった。薬用シャンプーを週に1回、御申鈫療法も週に1回程度擦ってごまかしていた。すると、ふくは11月に入ったあたりから食が細くなり、便を出すのも2日に1度となった。

11月後半、ふくはほとんど食べられなくなった。呼びかけると顔は鈴木さんの方に向けるものの虚な感じ。眼球も白濁していた。足腰は立たなくなり、用足しに連れ出すには、抱えて起こさなければならない状態に。

12月1日夜、動物病院に連れて行くが、さしあたりの原因は不明とのこと。体重は22kgから18kgに減っていた。

12月３日朝、オシッコだけでもさせようと外に抱えて連れ出したが、腰くだけに。もう一度病院に行き血液検査を受けた。すると、炎症反応が基準値の１００倍という異常値。放置していては、回復は見込めないということだった。

鈴木さんは「御申鈫で必ずふくを回復させる」と強く心に誓い、暇さえあればふくを御申鈫で擦った。すると、ふくは2日目に口元に差し出された水を身体を起こして舐めた。5日ぶりに口に入れたものだった。

その後は飛躍的な回復を見せた。３日目にはオシッコが出て、晩には鶏肉のボイルを食べた。４日目の朝には立ち上がって自力で水を飲み、オシッコも。１週間で自宅から歩いて便もオシッコもできるようになった。体重も日に日に増え、２０２０（令和２）年の正月をふくは健康体で迎えることができた。

治療目的以外の疾患も治る御中鉞療法

「治療目的以外の疾患がいつの間にか治っていた」という経験も、鈴木さんはしている。鼠蹊部に腫瘍ができ、その治療のために施術院に通ってきていた70代の男性が、鈴木さんには言っていなかったが別の病気ももっていた。加齢黄斑変性症という目の病気だ。直線が歪んだり欠落して見える病気で、中途視覚障害者となる主原因とも言われている。

その男性が言うには、がんの治療に通って2、3回目が過ぎたころ、これまでたわんで見えていた横線がほぼ真っ直ぐに見えることに気づいたという。加齢黄斑変性症は進行しても治ることはないと言われているだけに、男性は「これは」と思わされたと言う。鈴木さんが、御中鉞療法の全身的効果を改めて認識した事例だった。

師の体験したものを自分も体験したい

鈴木さん自身も、長年苦しんできた花粉症があっという間に治っていたという体験をした。2019（令和元）年、周りの人が花粉症で騒ぎ出したころ、自分に症状が出ていないことに気づいたのだ。患者ばかりではなく、治療家にも幸福をもたらす御中鉞療法に、鈴木さんは日々、感動を新たにしている。

ところで、鈴木さんは御申鈫療法を学ぶようになってから、同療法を生み出した貴田さんの体験したものを自分も体験したいと、修験道を志すようになった。そして、大峯山（第8章参照）に通い、滝行にも励んでいる。２０１９（令和元）年9月16日には、貴田さんの推挙で龍泉寺から「少先達」の資格をいただいた。

鈴木さんは、「御申鈫療法においても修験道においても、師（貴田さん）は惜しみなく教えてくれる」と、貴田さんに感謝する。

鈴木さんと島田さんの施術院は同じ愛知県内。二人は自身の健康維持と情報交換を兼ねて毎週1回会い、御申鈫で施術しあっている。

ALSだった妻の介護を経て御申鈫療法師に

大井浩平さん

国際線のキャビンアテンダントだった妻がALSに

ALSだった妻の最期をみとった後、御申鈫療法師になった元競輪選手がいる。2021（令和3）年4月に八王子市内で「大申堂」という御申鈫療法の治療院を開いた大井浩平さん（43歳）だ。彼は、競輪選手としては前出の島田雅彦さんの一期下で、同じくS級2班で活躍した選手だった。

大手航空会社で国際線のキャビンアテンダントをしていた浩平さんの妻・亜樹子さんがALSと診断されたのは、2012（平成24）年10月、彼女が33歳のときだった。二人が知り合った2010（平成22）年ごろ、亜樹子さんはすでに「左手がたまにジンジンする、だるい」と言っていた。しかし、仕事をするうえで支障が出るほどではなかった。

2012（平成24）年3月、亜樹子さんは息子のS君を出産した。その1カ月後の4月あたりから、彼女は「呂律が回りにくい」「舌の動きに違和感がある」「バランスが崩れやすい」と言うようになった。しかし、それはあくまでも本人の感覚で、他人にはわからない程度の違和感だった。

息子と妻の世話で競輪選手としての成績は落ちる

亜樹子さんは原因を求めて脳外科など３カ所の病院を受診した。しかし、原因は不明だった。同年夏、亜樹子さんはインターネットで検索し、「私、ＡＬＳかもしれない。やばい、これに違いない」と。同年10月、亜樹子さんはＡＬＳと診断された。

診断名を聞いたとき、彼女の母と姉は泣き崩れた。しかし、亜樹子さん本人は「やっぱり、そうだったのか」という感想だった。そのころ、彼女は呂律が回らず、身の回りのことがしづらい状態になっていた。

そんなとき、亜樹子さんは前出の島田さんのブログを見つけた。そして、島田さんがＡＬＳであることを知った。浩平さんは競輪選手として島田さんと同じレースで戦ったこともあり、島田さんに連絡をとることができた。そこで、島田さんから症状などＡＬＳに関する情報を聞いた。

当時、大井さん一家は江東区に住んでいた。亜樹子さんは訪問介護を頼んで生活していたが、なんとか乳母車を押せ、自分で立ち上がることができていた。この段階で、御申鈫療法を受けていたらと、後になって浩平さんは述懐する。しかし、このときは御中鈫療法のことを知らなかった。

浩平さんは夜、息子にミルクを飲ませるなど息子の世話と妻の日常生活のサポートとで、競輪選手としての練習はできなかった。成績はＳ級から一つ下のＡ級に落ちていた。

ＡＬＳ患者・家族にとって御中鈫療法は希望の療法

２年８カ月間、浩平さんは亜樹子さんの介護に専念した。しかし、２０１６（平成28）年12月、亜樹子さんは帰らぬ人となった。彼女は、胃ろうを造設することも、人工呼吸器をつけることも「しない」という選択をしていた。亜樹子さんの遺骨は、彼女の父が眠るパラオの海に散骨された。

浩平さんにとって、亜樹子さんの介護に専念した２年８カ月は、競輪選手として自分第一に生きてきた彼が、全身全霊で妻の介護をした年月だった。同年12月、彼は16年続けた競輪選手を引退した。

競輪選手を引退した後、報告を兼ねて島田さんに連絡をとった。すると、島田さんはＡＬＳが治り、御中鈫療法師として働いているということだった。そこで初めて、浩平さんは御中鈫療法のことを知った。

亜樹子さんという最愛の人を失った浩平さんは、今後は「人のためになる仕事をしたい」と２０１８（平成30）年、理学療法士になるために専門学校に入学した。亡き妻も「人のためになるような勉強をしなさい」と後押ししてくれているような気がした。そして、昨２０２０（令和２）年、突如発症した自らのヘルニアが5回の御中鈫療法で完治したのを機に、学生生活と並行して御中鈫療法師となるべく、貴峰道で研修を積んできた。

２０２１（令和３）年4月、浩平さんは理学療法士の国家資格をとった。同月、御中鈫療法師として「大中堂」を開設するとともに、週に2回、貴峰道でも御中鈫療法師として働き始めた。

妻の介護をとおして「ＡＬＳ患者を介護する苦しさ」を知った浩平さんは、御中鈫療法について次のように言う。

「手助けになる方法が何もないと言われ、早期絶望の苦しみのなかにいるＡＬＳ当事者にとって、また、それを支える家族にとって御中鈫療法は何よりの希望の療法です」

第5章　ＡＬＳが治った　ｐａｒｔ２

杖2本での歩行から自転車に乗れるように

澤田晃さん（口絵①②参照）

絶望とはこういうことか

島根県G市に住む澤田晃さん（仮名、67歳）が右足のふくらはぎに痛みを感じ、まったく歩けなくなったのは2017（平成29）年6月26日のことだった。整形外科にかかると「椎間板ヘルニア」と診断され、同年7月11日に手術を受けた。しかし、術後の経過はわるく、筋肉の低下もあったため、精密検査を受けることに。すると、筋電図からALSと診断された。同年8月23日のことだった。

晃さんは病名を聞いて言葉を失い、長女の美希さん（仮名）は血の気が引き、頭が真っ白になった。これからどうすればいいのかと家族はどん底に突き落とされた。「絶望とはこういうことか」と、澤田さん一家は悲嘆にくれた。

同年9月には島根県知事から「筋萎縮性側索硬化症」と書かれた「特定医療費（指定難病）受給者証」が発行され、G市からは「要介護1」（日常生活動作の能力低下で排泄や入浴などに部分的な介助が必要な状態）の認定を受けた。

どうしても貴田先生の治療を受けたい

美希さんは必死になってインターネットで治療法を検索した。見つけたのは貴峰道のホームページに載っていた島田雅彦さん（第４章参照）に関するコラムだった。タイトルは「ＡＬＳ（筋萎縮性側索硬化症）～右半身の力が入らず成績不振、引退したスポーツ選手の劇的な回復」

「こんな奇跡を起こす治療をぜひ父にも受けさせてあげたい」と、美希さんは意を決して貴峰道に電話を入れた。貴田さんからは「つめて治療を受ければ、必ず一助二助になります」と、丁寧な対応を受けた。

最初、美希さんは、歩くことが難しい父親に代わって自分が御申鈦の使い方を習い、帰ってから父親に御申鈦療法をしてあげようと思っていた。ところが、上京直前になって、晃さんが「どうしても貴田先生の治療を受けたい」と言い出した。そのため急遽、航空券を２枚用意し、晃さんを車イスに乗せて、島根から上京した。

２０１７（平成29）年11月８日、初めて貴峰道に足を踏み入れた。その日、晃さんが問診票に書いた「今の状態」は、「２本の杖で少し歩ける」「右足に力が入らない」「手先がしびれる（両方）」というものだった。

治療前は、歩行杖2本で身体を支え、治療ベッドまで移動した。

1度の治療で杖2本歩行から杖なし歩行に

初回の治療後、晃さんは歩行杖1本で歩けるようになり、歩行のスピードも速くなった。身体の軸が安定し、身体の向きを変えるスピードも速く軽やかになった（この様子は難病症例DVDに収録されている）。

美希さんは、晃さんが治療後、「とても身体が軽くなった」と明るい表情で話したことに感動を覚えた。その日は、御申鈫療法のパワーのすごさを親子で実感し、御申鈫を購入して、帰路についた。

帰宅後、晃さんは毎日、御申鈫で身体を擦り続け、家族からも擦ってもらった。そして、改善したままの体調を維持し、杖なしで前よりも長く歩けるようになった。リハビリの先生からも「スムーズに歩けるようになり、腰のふらつきがなくなり、バランスが良くなった」と言われ、驚かれている。

初診から3日後の11月11日、美希さんは貴峰道に感謝と報告のメールを送る。そのなかで、晃さんの体調不良の原因となったことを考察している。

「父が施術を受けるとたくさんの邪氣が身体に溜まっているとのことでした。御中鉞で少し擦っただけで真っ赤になりました。頭は邪氣で大変なことになっていたようです。これは電磁放射線の影響もあるということを知り、怖くなりました」

２回目の上京で右足上げが17回

晃さんがＡＬＳを告知される1週間前、美希さんは３番目の男の子を出産していた。晃さんはその孫を「抱っこする」のを目標に、また孫たちと野球をするのを目標に、治療に励んだ。

２回目の上京は２０１７（平成29）年11月14日〜17日。３泊４日で妻の清子（仮名）さんが同行し、２〜７回目の治療を受けた。

11月14日の治療後、清子さんが書いた治療記録によると、この日、晃さんは以前にも増して症状が改善し、杖なしで長く歩けるようになった。「硬かった筋肉が柔らかくなったようです」と清子さんは驚き、「感動と感謝です」と記している。

この日（14日）、ホテル内での移動は車イスを借りたが、貴峰道で下半身を重点的に治療してもらった結果、杖なしで安定した歩きができるようになり、近くのコンビニまで歩いて買い物に行ったという。２日目の15日にはホテルに車イスを返却した。

７回目の治療を終えた17日、清子さんは「今までできなかったことができるようになった」事例として「右足を上に上げることが17回、横上げ（腿上げ）が30回できた」と記している。

「日毎に改善していく姿を目にして、つめて治療してもらって、本当によかったです」「本人はもちろん、家族・親戚、みんなが大喜びです」と清子さん。そして、「御中鈫療法の効果をもっともっと病気で苦しんでおられる人たちに知ってもらいたいです。私たちも少しでもお手伝いができればと思います」と締めくくっている。

３回目の上京は一人で

２回目の上京の際、車イスなしで移動できるようになった晃さんは自信をもち、３回目には付き添いなしの一人で上京した。２０１７（平成29）年11月28日〜12月１日の３泊４日、ホテルに滞在して貴峰道に通い８〜13回目の治療を受けた。

治療後、それまでできなかったことで、できるようになったことは、「横になった状態での右足の引き上げ、上半身への引き寄せ動作」だ。

晃さんは、「股の内側を念入りに治療してもらったときに、邪氣が抜ける感覚があり、動くようになり、一気に20回以上できた」という。

歩く姿勢も安定し、危なっかしかった当初とは考えられないほどの改善ぶりだった。帰宅後、マッサージをしてくれている人は、「なんだか筋肉が微量であるがついてきた感じがある」とコメントした。また、リハビリの先生は、彼の「できるようになった動作」を見て、「筋肉がついたので動いたのでしょうか」と言った。これに対して美希さんは言う。

「不治の病ＡＬＳで昨日まで動かなかったものが、御申鈫をしたその日に動くようになるということは、筋肉云々というより、やはり何らかの力で神経がつながって動いたとしか考えられません」

ＡＬＳは進行性の病気で、よくなることはないと言われているだけに、「改善している」晃さんの有り様には、皆が瞠目した。

４回目の上京で杖なし歩行がさらに安定

４回目の上京は11日後。２０１７（平成29）年12月12日～16日の４泊５日。治療は14～21回目となる。このときも晃さんは一人で行動した。

毎朝、ホテルから貴峰道に来ては1日中貴峰道に留まり、午前と午後の2回治療を受けた。それ以外の時間は待合室に待機して、御申鈦で身体を擦り続けた。その結果、治療後は杖なし歩行がさらに安定し、腰の揺れも格段に少なくなった。

年末には、愛車の車内掃除できるまでになり、風呂の掃除や洗濯物を干したりもするようになった。2018(平成30)年になっても、前年12月16日に帰宅したときの状態を維持し続け、1月にはそれまで週2回行っていたリハビリを週1回に減らした。

正月明けに久々に会ったリハビリの先生は、「何もかもが以前会ったときより改善していますね。腰も安定して全然違いますね！　こんなことがあるのですね！」と驚いた。

「要介護1」からもっとも軽い「要支援1」に

晃さんは自宅での治療を続け、貴田さんのアドバイスに従ってできるだけ歩く回数を増やし、足や尻の筋肉を増やした。状態は維持するばかりではなく、さらに改善していった。

2018(平成30)年3月には、介護保険の再認定があった。ALS診断後には「要介護1」と認定されたが、半年後の再認定ではもっとも軽い「要支援1」になった。諦めていた車の運転もできるようになり、家のなかでは杖なしで歩けるようにもなった。

その後、貴峰道へは３度、治療に赴いた。

５回目は２０１８（平成30）年４月21日。（治療22～23回目）。

６回目は約１カ月後の同年５月29日～31日。２泊３日で（治療24～27回目）。このときは、当初から力が入らなかった右足親指を重点的に治療してもらい、「動き出しそうな感覚」を覚えた。27回目の治療が終わったとき、晃さんは右足を後ろに蹴り上げる動作をし、スクワットも10回スムーズに行った。

７回目は２０１９（令和元）年10月23日～25日。２泊３日で（治療28～31回）。治療後、晃さんは一人でノルディック杖２本を使い、明治神宮へ電車に乗って参拝に行った。

晃さんの御申鈫療法の日々を、美希さんは次のように振り返る。

「本当に奇跡の毎日だったなと涙が溢れてきます。東京へ治療に伺うたびにできることが増え、毎回、感激です。病院では手立てがないと言われたＡＬＳの父が、ここまで回復しているのは御申鈫療法のおかげです。このような治療法は世界にありません。私のような一般の人でも治療効果を出せるのは本当に素晴らしい。この療法を開発して、教えていただいた貴田先生には感謝しかありません」

御中鈫療法で家族全員に良いことが

晃さんをALSから救った御中鈫療法は、他の家族の助けにもなっている。

晃さんの父親

○腕が真横までしか上がらなかったが、御中鈫療法をしたところ、頭の上まで上がるようになった。ひじも伸ばせるようになった。

美希さんの妹

○妊娠中、前置胎盤と言われていたが、お腹が張ってしんどいときに御中鈫療法をすると楽になり、帝王切開をしないですんだ。

○妊娠前後の腰、肩の痛みも御中鈫療法をすると楽になり、乗り切れた。

○生後3カ月の息子の便が何日も出なかったとき、御中鈫療法をお腹にすると便がでた。

○膝が痛く、水が溜まっては水を抜きに病院へ通っていたが、御中鈫療法をするようになって、水が溜まらなくなり、痛みも消えた。

美希さん

○上の子が足を打ったとき、すぐに御中鈫を患部に当てると、青くなっていっていたところが消えていくのがわかった。家族全員びっくりした。

「毎日、御申鈦の凄さを実感させてもらっている」という美希さんは、御申鈦療法に出会ってから家族全員に良いことが起こっていると感謝する。

「ＡＬＳは治っている」と実感

２０２０（令和２）になってから、晃さんは筋肉もつき、歩行も安定してきたので、いつの間にか「杖を使わない時間」が増えた。２０２１（令和３）年４月現在、晃さんは治療の目的だった孫を抱くことも、孫たちと野球をすることもできている。「杖なし歩行」も長距離では疲れがでるが、スーパーへの買い物や散歩などは可能となっている。そして、自動車の運転も、自転車に乗ることもできている（口絵②下参照）。隣に住む95歳の父親が病院に行くときには車で送迎もしている。

毎日、洗濯物を干し、風呂を洗うという家事もこなし、孫たちの世話もこなす。大好きだったゴルフもカートを使いながらだが回って楽しみ、新たに太極拳へも挑戦を始めた。

筋電図の検査を受けていないのでＡＬＳの完治を証明するものはないが、晃さんも家族も「ＡＬＳは治っている」と実感している。

電磁放射線被曝に気をつける

杖なしでは歩けなかったのが信じられないほどの回復ぶりだが、晃さんがＡＬＳを発症してから、家族で特に気をつけるようになったことがある。電磁放射線への被曝だ。貴峰道に行くまでは、平気で何気なく使っていた電化製品に気をつけるようになった。

使わないプラグは抜く、テレビのプラグも寝るときには抜く、携帯電話やスマホは耳につけずに話す、電磁放射線を発するものは近くに置かない、電子レンジの使用中は２メートル離れるなどだ。また、以前はマッサージチェアを頻繁に使っていたが、今は使わない。電気カーペットは温めてからプラグを抜いて使っている。

晃さんは毎日、テレビを見ながら御申鈫療法を自分でし、手の届かない背中などは、夜、家族にやってもらっている。

「細胞は日々生まれ変わっています。御申鈫療法は生命のスイッチを入れ、人間のもっているまだ目覚めていないパワーを引き出してくれます！　これからの時代になくてはならないものです。この療法に出会わなければ、こんな楽しくて幸せな今はありませんでした。うちの症例が、今同じ病気で苦しんでおられる方の少しでも希望になれば幸いです」

ＡＬＳ患者に向けた澤田さん一家からのメッセージだ。

澤田晃さんの「貴峰道訪問日」「治療回数」「できるようになったこと」

２０１７年８月23日　ＡＬＳと診断

１回目（娘と）　２０１７年11月８日（日帰り）（治療１回目）
全身が軽い／杖を使って歩くのが楽／杖なしでも歩ける

２回目（妻と）　２０１７年11月14日〜17日（３泊４日）（治療２〜７回目）
歩ける距離が長くなる／ホテルで借りた車イスを２日目に返す／動かなかった右足を上に17回、横上げが30回できる

３回目（１人で）　２０１７年11月28日〜12月１日（３泊４日）（治療８〜13回目）
１人で東京に来る／横になった状態で右足の引き上げ、上半身への引き寄せ動作が20回以上できる

４回目（１人で）　２０１７年12月12日〜16日（４泊５日）（治療14〜21回目）
杖なし歩行がさらに安定し、腰の揺れが格段に少なくなる

５回目（１人で）　２０１８年４月21日（日帰り）（治療22〜23回目）
筋肉がつき、歩く姿勢がさらに安定

6回目（1人で）　2018年5月29日～31日（2泊3日）（治療24～27回目）
右足を後ろに蹴り上げる／スクワット10回
7回目（1人で）　2019年10月23日～25日（2泊3日）（治療28～31回目）
1人でノルディック杖2本を使い、電車に乗って明治神宮へ参拝に行く

●澤田さんに学ぶ回復のポイント

○筋肉がある状態から早期で治療を開始する
○つめて治療を受ける
○電磁放射線への曝露を減らす
○家族が協力して毎日御申鈘をする
○目標をもつ（澤田さんの場合は「孫を抱っこしたい」「孫らと野球をしたい」）
○御申鈘に対する感謝の気持ちをもつ

（著者より　澤田さんは、本書で紹介されるに際し、「実名で大丈夫です」と言ってくださいました。しかし、貴田さんの澤田さんに対する配慮と判断から仮名に変更いたしました。）

ＡＬＳ診断から5カ月弱で筋電図「異常所見なし」　佐久間篤子さん

ＡＬＳと診断されてから4カ月弱で貴峰道にたどり着き、治療を受け始めてから1カ月という短期間でＡＬＳが治った人がいる。神奈川県に住む佐久間篤子さん（仮名、48歳）だ。

「死なないで！」

佐久間さんがＡＬＳと診断されたのは、２０２０（令和2）年3月21日。診断後、治療法をいろいろ探し、さまざまな民間医療を60回ちかく受けた。そうこうしているうちに、息をするのが辛くなってきた。

「本当に怖くて、辛くてたまらなかった」

子どもからは「死なないで！」と言われた。

呼吸が苦しいなか、佐久間さんは必死になってインターネットで治療法を探した。1週間後、やっと貴峰道のホームページにたどり着いた。

1回の施術でこんなに楽になるとは

２０２０（令和２）年７月２日、佐久間さんは初めて貴峰道を訪れた。当日のカルテに、彼女は症状を以下のように書いている。

「手や足の筋肉の低下、唾液がたまり、このところ息が少し辛くなっている」

「歩幅が小さくなってきた」

「この１週間、息が苦しくなってきたのが怖い」

施術を受けると、佐久間さんは悪い部分の痛みがすごかった。しかし、「何かが抜けていく感じ」が感じられた。そして、施術が終わった後は、辛かった息がとても楽になった。「１回の施術でこんなに楽になるとは思っていなかったので、びっくりしています」と、術後に感想を書いている。そして、「施術していただき、希望がもてました」「気持ちが楽になりました」とも。

この日、貴田さんは御中鉞を持っていなくても、素手で邪氣を祓う方法（ビリビリジンジン体操）を佐久間さんに伝授した（１４３頁参照）。

施術1分か2分で呼吸が楽に

1回目の施術で呼吸も気持ちも楽になった佐久間さんは、貴峰道の休みを除いて、7月2日から同月11日まで、8日間連続して貴峰道に通う。

「今日も朝から息が苦しかったのが、御申鈫療法をやっていただき、とても呼吸が楽になりました。ここに来ると安心します」(7月7日の記録)

「今日は朝、地震があったり、雨がすごかったりして、呼吸が辛くて死にそうになりましたが、先生が施術してくださったら、1分か2分で呼吸が楽になりました。ここにたどり着くのにインターネットの検索で1週間かかりましたが、見つかってよかったです。もっと早くに見つかっていればとも思いますが、先生に施術していただき良くなっているのを感じ、本当に感謝しています」(7月9日の記録)

その後も、佐久間さんは時間のとれるかぎり貴峰道に通い、7月は合計15回の治療を受けている。

「治療が4日間あいたら呼吸が苦しくなり、血中濃度が92しかありませんでしたが、御申鈫療法を受けたら98まで上がりました。これはすごいことだと思います」(8月1日の記録)

初診から1カ月弱でALSが治る

初めて貴峰道に来てから1カ月弱の8月7日、佐久間さんは通院している国立病院で筋電図検査を受け、「明らかな異常所見なし」という診断をもらった。彼女の書いた経過記録には、喜びの文字が躍っている。

「普通ではありえないことです。本当に御中鈦療法に出会えたことで、全てが変わりました。出会えていなかったらと思うと、恐くなります。御中鈦療法は素晴らしいです」（8月8日）

「今日は3日あいて来ましたが、呼吸の状態もよく、酸素濃度は96ありました。筋電図も呼吸の検査も正常であることに喜びを感じ、御中鈦療法に巡り会うまでの1週間、一生懸命探して本当によかったと思います。先生の氣は素晴らしい。体調がわるく苦しんでいる人たちはぜひ、御中鈦療法をしてほしいと心から思います」（8月18日の記録）

佐久間自身による記録は8月18日で終わっているが、この最後の記録が、病で苦しむ人たちに対するメッセージになっている点は、他のALS患者と共通している。御中鈦療法で病が治った喜びを他に人にも味わってほしいという思いがひしひしと伝わってくる。

この後も佐久間さんは治療を続け、8月には合計16日間、9月には10日間、10月には3

日間、貴峰道に足を運んでいる。

●佐久間さんに学ぶ回復のポイント

○早期に治療を受け始める
○諦めずに治療法を探し続ける
○初診の日から間をあけず、毎日つめて治療に通う

ビリビリジンジン体操（貴峰道・貴田晞照さん指導）

（「手は第二の御申鈫」。御申鈫を持っていなくても、自分の手で、いつでもどこでもできる邪氣をとり除く方法）

片方の手を広げて、軽く指を伸ばして、もう片方の手で悪いところ（痛いところ）を手足の先に向かって、手のひらや指、爪で擦ります。擦る速さは、痒いところをかくほどの速さです。気をつけることは、ただ一つ。頭に向かって擦ることは頭に邪氣

が上がることになるのでしてはいけません。片方の手を広げることが肝要です。握って閉じてはいけません。

そして、指や爪で悪いところを強く押さえます。押さえる強さは、痛いけれど我慢できるくらいの強さだと邪氣が多くとれます。押さえる時間は自在ですが、5秒から10秒くらいは押さえます。痛みの変化を確かめながらすれば痛みがとれたかどうかがよくわかります。

片手を広げて、もう一方の手で悪いところを揉むことでも邪氣がとれます。最初は、広げている方の手に何も感じなくても、続けていけば、ビリビリジンジンと邪氣が抜けていくのがわかるようになります。

擦ったり、押さえたり、揉んだりを自在にくりかえしていきます。左右の手を交替させても、同じようにします。痛い状態の姿勢（形）でビリビリジンジン体操をすると、痛みがよくとれます。

足から多くの邪氣を放出するためには、裸足でやることも重要です。生物のなかで大地にアースしないで生活しているのは人間だけです。

最後に腰の腎臓のところに両手を当てて、お腹で深く呼吸して終了です。

第6章　ＡＬＳが治っている

嚥下力がその場で改善し、長年のうつ・不眠からも解放

山田弘さん（初診2012年7月）

発症から15年経って初受診

「医師が自らの言葉でALS（筋萎縮性側索硬化症）体験を語るのだから、信用できるのではないか」と、島田雅彦さん（第4章参照）が貴峰道を訪れるきっかけとなった人が内科医の山田弘さん（仮名、72歳）だ。

山田さんがALSを発症したのは1997（平成9）年、正式にALSと診断されたのは2000（平成12）年のことだった。貴峰道に初めて来たのはそれから12年後の2012（平成24）年7月21日。すでに、発症からは15年が経っていた。

山田さんが貴峰道を訪れたとき、山田さんの手足の筋力は衰え、車イスでの生活だった。車イスの脇に落ちた手を自力で持ち上げることはできず、足は引きずるように少し動く程度。手は、両方の親指と人差し指だけがわずかに動く程度だった。腹筋・背筋も弱まり、姿勢はいつも前かがみ状態だった。

喉や舌の筋力の低下から、痰を出すときには吸引器が必要だった。また、嚥下能力の低下から、食べ物は全てミキサーにかけてお粥に混ぜて食べ、飲み物にはとろみをつけて、ストローで飲んでいた。滑舌がわるいため、山田さんの話は聞きとりにくかった。心臓の機能も落ちており、四六時中動悸と不整脈があり、脈拍も１１０から１２０という頻脈の状態が10年以上続いていた。

１回の治療で10年間続いていた動悸が消える

山田さんが貴峰道に来たとき、彼は担当医から次のように言われていた。

「胃ろう（胃と体外とを腹壁を通じて直接連絡する開口部）を造設し、なるべく早く気管切開をして人工呼吸器を使用する必要があります」

命に関わる決断を迫られていた山田さんは、知り合いの気功師・嶋太二さんから御申鉞療法を紹介されたとき、半信半疑ながら気の療法を試してみようと決心した。

１回目の治療後、山田さんの症状は大きく改善した。

前かがみだった姿勢は、付き添いの妻が驚くほど「胸が張れてる」状態になり、10年間続いていた動悸が消えた。脇に落ちていた手も自力で持ち上げられ、太ももの上に置けるようになった。そして、治療後、待合室で出されたお茶をとろみもつけないまま、ゴクンと喉を鳴らして飲み込めた。嚥下力が回復したのだ。帰宅後には10年来の腰痛も完全になくなったという。

1週間後の7月28日、2回目の治療を受けた。山田さんは「大腿四頭筋に力が入るようになり、前より足が上がるようになった。筋肉に張りが出てきた感覚がある」と話し、座った姿勢で足を持ち上げて膝を伸ばし、その状態を維持してみせた。

「残存機能の保持を超えて、神経が繋《つな》がって再び筋肉が動き始めたような実感を覚えます」と山田さんはコメントしている。

7年間、胃ろう・気管切開の手術を受けずに生活

治療を受けるたびに山田さんの症状は改善されていった。

4回目（8月8日）の治療後には、ハンバーグとうな重を半分ほど食べることができた。

9回目（9月8日）の治療時には、仰向けの状態で自転車を漕《こ》ぐ動きを。

12回目（9月19日）の治療時には、初めて舌を治療する。すると、萎縮して口から出すことができなかった舌が、その場で伸ばせて口から出せた。脈も10年以上ぶりに70台

(76)に。「心臓機能が回復し、足も浮腫まなくなった」と山田さん。
治療を受けるたびに改善することを喜んだ山田さんは、その後7年間、貴峰道で週2回の治療を続け、自宅でも購入した御申鈦で治療を続けた。その結果、7年間、胃ろうの造設も気管切開の手術も行わずに生活し、慢性的な不眠からも解放された。

治療のくり返しが加速度的に心の平穏をもたらす

ＡＬＳと診断をされてからの数年間、絶望の日々を送った山田さんは、貴峰道を紹介されたころは抑うつ的で、妻に八つ当りすることも多かった。しかし、治療を重ねるたびにイライラすることがなくなり、心が平和になっていった。その理由を医師として次のように表現している。

「難病に限らず、病に苦しむすべての患者にまず必要なのは、心の安寧です。御申鈦治療は、治療後になんとも言えない爽快感を味わえることに加え、症状の改善を実感できることから、治療をくり返すことで加速度的に不安がとり除かれ、心の平穏をもたらします」

「多大な恩恵を受けた」という御申鈦療法に関して、山田さんは次のように述べている。

「体に力が入らないＡＬＳでも、御申鈦療法を受けると、全身に力がみなぎり、やる気が出て、前向きになります。たぶん、多くの医師が『運動機能の改善はありえない。氣のせいだ』と言うでしょう。確かに『氣』のせいです。でも、その『氣』は身体を巡る生命エネルギーなのです。ドイツの波動医学では『氣』の科学的研究にとりくんでおり、その実態は量子力学の波動（振動エネルギー）の一種と考えられています」

●山田弘さんに学ぶＡＬＳ改善のポイント

○半信半疑でも氣の療法を試してみようとする姿勢
○発症から15年経っていても改善の余地は多い
○胃ろうの造設・気管切開の手術をする前に改善策を探す
○治療をくり返すことで心の平穏が得られる

毎週末上京して治療を受け現状を維持

東田聡さん（初診日２０１８年11月）

異変に気づいてから2週間でALSと診断

東田聡さん（仮名、30代後半）が体の異変に気づいたのは２０１８（平成30）年８月のある朝、左手に持っていたテレビのリモコンを落としてしまったときだ。

中国地方で会社員をし、研究職に就いている東田さんは、自らの身体の異変が何からきているのかを知ろうと、かたっぱしから英文の論文を読みあさった。そして、迷わず、最初から神経内科を受診した。通常、多くの人は筋肉の衰えなどを感じて「おかしいな」と思ったら、まず整形外科や鍼灸院などを受診する。そのため、神経内科にたどり着いてＡＬＳと診断されるまでに1年ちかくかかり、その間に症状が悪化することが多い。

ところが、東田さんはまず神経内科に行ったため、ＡＬＳと診断されたのは、異変に気づいてから2週間後と早かった。ＡＬＳと診断されたとき、彼が思ったのは「よりによってそれか」というものだった。インターネットで治療法を探し、貴峰道を知り、初めて訪れたのは２０１８（平成30）年11月８日。ＡＬＳ発症から３カ月後のことだった。

初診日に東田さんがカルテに書いた症状は、以下のものだった。

「右・上腕二頭筋の動きがわるい」「全身ピクつき」「左手・左上腕が上がらない」「左半身に症状がでる」「握力左23、右40」「階段昇り降りで足に疲れがでる」

週末毎に上京して治療

初回は11月8日〜10日と3日間、東京に滞在して毎日2回治療を受けた。2回目の治療が終わった後、東田さんの左腕上腕の動きは改善し、素早く耳横まで上がるようになった。彼は思わず、「速い」と言ってしまった。

2回目は2週間後に上京。11月22日〜24日と滞在し、1日に2回の治療を受けた。

3回目は6日後に上京。11月30日、12月1日と滞在して、1日2回の治療を受けた。以後、東田さんは基本的に毎週末、金曜日に上京して金曜・土曜と治療を受け、日曜日に帰郷するというパターンをくり返した。

「左手の親指の広がる角度が鋭角だったのが、直角まで広がるようになった。左手の親指の開閉・内転も自由にできるように改善してきた」（2018年11月9日の記録）

「3週間ぶりに来院した。左肩を上げたまま保持することに難しさ（疲れやすさ）を感じていたが、左肩の前部・後部を重点的に治療していただいたことにより、左肩を上げることに疲れを感じなくなった」（２０１9年1月4日の記録）

週末限定の治療だったが、東田さんはなんとか体調を維持し続けていた。

「両手を引かれてやっと歩ける」「喋れる」現状を大切に

２０１８（平成30）年11月から２０２１（令和３）年５月現在まで、東田さんはほとんどの毎週末、上京し、治療を受け続けている。例外は２０２０（令和２）年３月22日〜５月21日の二カ月間。コロナ禍で移動が制限されたときのみだ。その期間は１日も来ることができなかった。そのため、進行が進み、身体の動きがかなり低下した。

彼はホテルの予約からタクシーの手配まで、スマホを使いながらなんとかこなし、一人で貴峰道にやってくる。

東田さんがタクシーで貴峰道に着くと、スタッフは東田さんが車から降りるのを手伝い、両手を引いてエレベーターに乗り、部屋まで導く（写真14参照）。そして、靴下から上着に至るまで服の脱ぎ着を手伝う。彼が帰るときにも同様にする。タクシーを予約してなかったときには、タクシーが捕まるまで彼とともに待ち続け、乗車するのを手助けする。冬、

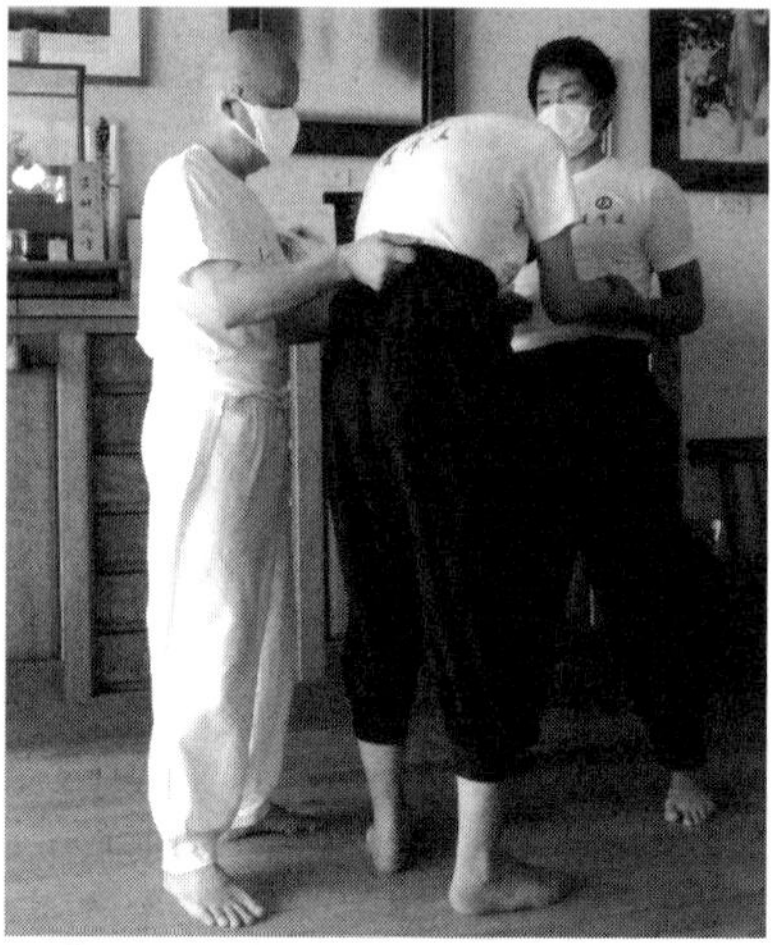

写真14　スタッフに両手をひかれて歩く東田さん

タクシーがなかなか通らない日があった。そんなとき、貴田さんは半袖Tシャツのまま東田さんを支えながら、30分以上、寒空のなかタクシーを待ち続けた。

今、両手をひかれながらも何とか歩け、喋れている現状を維持することこそが大事だと貴田さんは東田さんに言う。

ちなみに、東田さんが現在飲んでいるのは「フィコンパ」という薬。本来は「抗てんかん薬」だが、神経細胞の過剰な興奮を抑えるという作用がALSにも効果があるのではないかと、治験中の薬が処方されている。「ときおりめまいがする」という副作用はあるものの、飲むのを止めると痩せていくと感じるので、飲んでいるという。

御申鈫療法が開発されたことに心から感謝

「ALSになるきっかけと思われること」はあるのだろうか。東田さんがあげたのが、ダニ・ノミ退治のために寝室で使った燻蒸・燻煙式殺虫剤だ。枕にも殺虫剤をスプレーで吹きかけたため、半年間、毎日6時間、殺虫成分を吸い続けたことになる。この殺虫成分である化学物質によって神経が異常をきたしたのではないか、と彼は推測している。また、仕事柄パソコンを毎日長時間使用していたことも一因かもしれないと言う。

東田さんが貴峰道に通い続けているのは、御申鈫療法の効果があったればこそであるが、貴田さんはじめスタッフたちの温かい迎え入れもあるからだ。そんな貴峰道の人たちに対し、彼は常に感謝の言葉を口にする。

「御申鈫療法に出会えていなかったら絶望のなかで暮らしていたと思います。御申鈫療法が開発されたことに本当に心から感謝しています」と。

●東田聡さんに学ぶALS改善のポイント

○早い段階で神経内科を受診する

○仕事を続けながら週末だけでも治療に通う

○車イスなどに頼らずできるだけ自力で行動する

○殺虫剤を長期にわたって吸い込まない

御中鈫療法数カ月後には「安心した気持ち」で生活ができるように
沢口麻美さん（初診日2019年1月）

アゴが震えピクつき、舌がまっすぐに出せない

手の指先が痺れ、アゴが震えピクつき、首が震え出した。足も震え出した。舌も動きにくさを感じようになった。舌を鏡で確認すると、小さく震えているように見え、まっすぐに舌を出そうと思っても曲がってしまう。歯がカチカチ鳴るようになった。唇も小刻みに震えるようになり、口の右端からよだれが出そうになっていた。手、足、胸（みぞおち）の筋肉もピクついた。

２０１８（平成30）年12月、東京都内に住む沢口麻美さん（仮名、45歳）は、上記の症状が出てきたときから眠れなくなった。家族に不安を訴え、遺書めいたものまで書いた。筋肉がピクつくのは、筋力低下と萎縮が進行していく過程で筋肉の表面が小さく痙攣《けいれん》すること。筋繊維性収縮（ファシキュレーション）のことで、ＡＬＳの症状の一つと言われている。

自分の症状をインターネットで調べると、ＡＬＳの症状に似ていた。病院に行き、ＭＲＩや筋電図などの検査を受けた。しかし、その時点ではＡＬＳとの診断はつかず、「グレーだ」と言われた。

時間とともに沢口さんの症状は強くなり、不安な毎日を過ごしながら、必死で治療法を探した。そして、たどり着いたのが貴峰道のホームページだった。

症状が改善し、治療を受けながら御申鈇療法師をめざす

２０１９（平成31）年１月８日、初めて貴峰道に足を踏み入れた。異変を感じてから約１カ月後のことだった。

「何としても御申鈇療法で治したい」と決意していた沢口さんは、貴峰道の休みを除いて毎日通い、１日２回の治療を受けた。１月中の治療回数は28回に及んだ。１月末には御申鈇を購入した。そして、自宅でも毎日、御申鈇を手放さず、自分で、家族に頼んで、御申鈇療法を行った。

すると、徐々にアゴの震えやピクつきが気にならなくなり、手足が震えることなく、力強くしっかりしてきた。２０１９（平成31）年の春ごろには「御申鈇療法に出会えたから

大丈夫！」と、安心した気持ちで生活ができるようになった。

その後も貴峰道へは毎週2回は必ず通い、治療を受け続けた。治療を受ければ受けるほど症状は改善し、不安感も解消されていった。

2019（令和元）年11月ごろからは、治療される患者としての立場から、自らも御申鈦療法師の見習いとして患者の治療に当たるようになった。週2回は他の患者さんを治療し、自らも治療してもらうという生活を続けた。

すると、2020（令和2）年3月末には手足や口の動きに異常はなく、元気そのものになった。安心したことで体重も3キロ増えた。夜中に不安に襲われたときにも、「御申鈦を持っている」ということで救われた。

「1年前には考えられないことでした。本当にありがとうございました」と、沢口さんはカルテに貴田さんや弟子の方々に感謝の言葉を記している。

目の疾患も御申鈦療法で治す

御申鈦療法を受け続けることで、沢口さんにはALSの症状以外にも改善した症状があった。右目を閉じて左目だけでものを見ると、左目の視野の中心あたりに約1・5センチの黒い輪が見えていた。

その輪が、御申鈫療法を続けていくことで、黒い影がだんだんと薄れていき、目の奥にあった痛みもとれていったのだ。

２０２０（令和２）年1月末から2月にかけて、とくに目の治療を貴田さんに行なってもらった。すると、２月18日には「探しても黒い輪は見えない」状態となり、目の奥の痛みも完全になくなった。眼科に行くことなく、目の疾患を御申鈫療法で治したのだ。

沢口さんは御申鈫療法を受け、また他の患者さんを治療するなかで、電磁放射線の危険性をより自覚するようになった。以前は目覚まし時計代わりにスマホを耳元から1メートル以内においていたが、今はきっぱりとやめている。

●沢口麻美さんに学ぶＡＬＳ改善のポイント
○異変を感じてからすぐ治療を受け始める
○初診の日からつめて治療を受ける（沢口さんはひと月に28回）
○ＡＬＳの症状以外も改善する

弱っていた右手親指・人差し指の挟む力が強くなる

野中雅人さん（初診日2020年2月）

呼吸がしやすくなり、声が大きく出るように

2020（令和2）年1月24日にALSと診断された野中雅人さん（仮名、40代）がインターネットで貴峰道を探し、中国地方から上京したのは同年2月5日だった。

その1年ぐらい前から漠然と筋肉の低下を自覚していたが、はっきりと自覚したのは、約3カ月前。「筋力の低下」「手の動かしにくさ」「3カ月で10キログラムの体重減」から病院を受診し、検査入院を経ての診断だった。

貴峰道へは2泊3日の予定で、5回の治療を受けた。来たときは、「体幹の筋肉が弱り、立っているとすぐに疲れる」「力が入りにくい」などの状態だった。

野中さんが書いたカルテの記録によると、2日間の治療を受けた後、症状は次のように改善された。

「呼吸がしやすく」なり、「出にくかった声が大きく出るように」なり、「弱っていた右手親指と人差し指のはさむ力が強くなった」。

また、眠れない日が続いていたが、「初日に1回の治療を受けただけで、その夜はよく眠ることができた」と。

わずか２日間の治療で効果を感じることができるとは思っていなかった野中さんだったが、期待以上の効果に次のように感想を書いている。

「このまま継続して治療を続けていけば、現代医療では治療法がないこの病気も完治をめざすことができるのではないかと、大きな希望をもつことができました」（２月６日の記録）

日を追うごとに速く歩けるようになる

２回目の上京は2月25日。28日まで滞在し、計７回の治療を受けた。18日ぶりの上京だったため、息苦しさや声の出しづらさが戻っていたが、治療を受けることで、かなり声がでるようになり、息もしやすくなった。

初日、２日目、３日目と日を追うごとに速く歩けるようになり、歩行中の息苦しさも改善された。再び弱まっていた右手の指の力も戻っていることを実感できた。「字が書きやすくなった」と。

この2回目の上京で、野中さんは自分以外のALS患者を目にする。そして、初めて貴峰道へ来て治療を受け、大きな効果がでた80代の男性ALS患者を目の当たりにして、改めて「御申鈫療法の素晴らしさを実感」する。

この上京の際、野中さんは御申鈫を購入し、「完治をめざして御申鈫療法を続けていきます」と、中国地方へ帰っていった。

戻らないはずの筋肉が戻ってきた

3回目の上京は3月19日。前回から20日ぶりだ。21日まで滞在し、5回の治療を受けている。前回、御申鈫を購入した野中さんは、上京するまで毎日、自分自身で御申鈫療法を行ない、家族にも手伝ってもらって治療に励んでいた。それと並行して筋力トレーニングも行なっていたため、前腕部に筋肉もついてきていた。

「ALSは、一度落ちた筋肉は戻らないと言われている病気のはずですが、筋力が戻っていることに驚いています」（3月21日の記録）

「呼吸や発声もずいぶん改善してきており、御申鈫療法の効果を実感できています」（3月21日の記録）

この時期、野中さんは病院から、呼吸が弱くなっているという理由から「就寝時の人工呼吸器使用」と「胃ろうの造設」を勧められていた。しかし、3度目の治療で呼吸がかなり改善したことから、「人工呼吸器も胃ろうも必要ないのではないか」と記している。

2021（令和3）年3月、貴峰道での3度目の治療から約1年、野中さんは自宅で御中鈦療法に励むことで、今もALSの症状は大きく進行はしていないという。

●野中雅人さんに学ぶALS改善のポイント

○御中鈦療法しつつ筋力トレーニングもする
○貴峰道での治療と自宅での治療の両輪で治療に励む
○治療日があいても改善する

３カ月間治すことだけに専念し急激に改善

前田真理さん（初診日２０２０年８月）

「いっさいしません。自然のままでけっこうです」

「薬は飲みますか？　薬の点滴はしますか？　治験は受けますか？　先々、呼吸器の使用や胃ろうの造設をする意志はありますか？」

「いっさいしません。自然のままでけっこうです」

「今日初めてお会いしましたが、すべての治療をされないということですので、これで診察は終わりということになります」

某大学病院の神経内科・運動ニューロン外来での医師と前田真理さん（仮名、68歳）との会話だ。２０２０（令和２）年８月のことだった。

長年グラフィックデザイナーとして働いてきた前田さんは、パソコンに囲まれ、電磁放射線を浴びる生活をおくってきた。

「足が運びにくい」「足の指のくっつきや丸まり」「箸が持ちにくい」「ろれつが回りにく

い」と自覚したのは同年2月ごろ。それから合計12カ所ぐらいの整形外科や整体治療院を回り、病院ごとに1、2カ月の間に3回くらいのＭＲＩやＣＴを撮ってきた。最終的に某大学病院の神経内科に検査入院をし、同年7月、ＡＬＳと診断された。

全身どこを擦られても「痛い！　痛い！」

8月26日、「ＡＬＳ完治」と入力し、インターネットで検索した。「御中鈫療法」に手が止まった。すぐに電話をした。電話口で貴田さんは「早い方がいい」と言った。前田さんはすぐ予約を入れた。

ところが、彼女の3人の子どもたちは「そんなところで治るわけがない」と決めつけ、反対した。しかし、「誰に反対されようと行く」と決意していた彼女は、翌日27日、タクシーで貴峰道に駆けつけた。

足の裏、太もも、首、背中、全身のどこを御中鈫で擦られても激痛が走った。「痛い！痛い！」と悲鳴をあげた。貴田さんは「ほんの少し触っているだけですよ」と言い、その力加減を他の部位に同じ強さで治療して教えてくれた。すると、まったく痛くない。軽く擦って押さえているだけだった。それほど前田さんの身体には邪氣が溜まっていた。

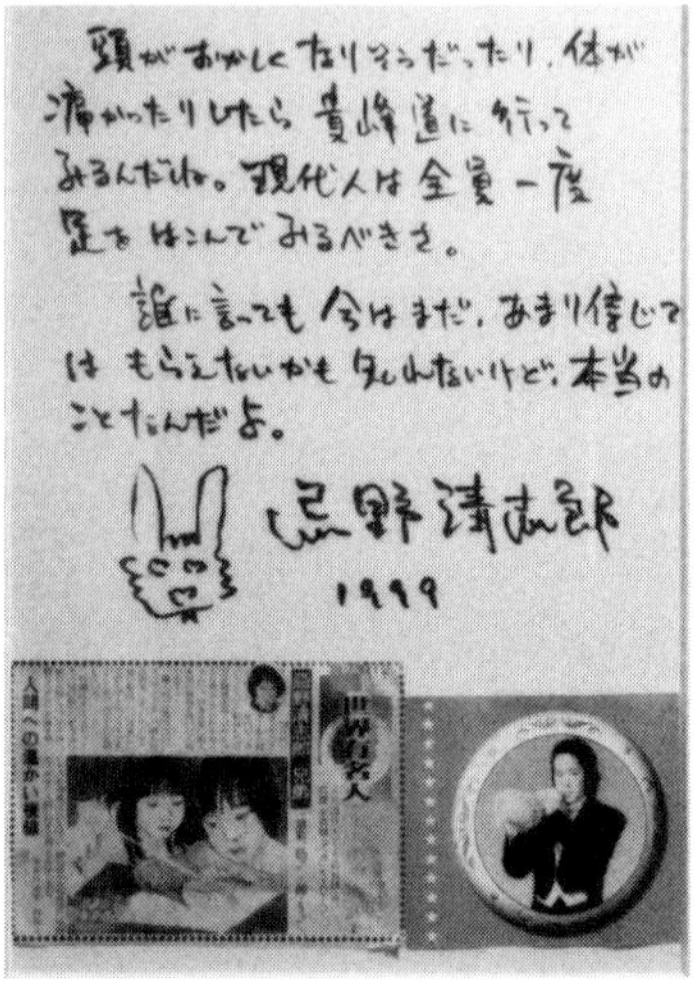
頭がおかしくなりそうだったり、体が
痛かったりしたら貴峰道に行って
みるんだね。現代人は全員一度
足をはこんでみるべきさ。
誰に言っても今はまだ、あまり信じて
はもらえないかも知れないけど、本当の
ことなんだよ。
忌野清志郎
1999

写真15　前田さんが見た忌野清志郎さんの直筆メッセージ（右半分）

しかし、療法後、腰から下が重く動きにくかった両足が軽くなり、腰が伸びた。また、水平以上には上がらなかった左手も上まで上がった。

治療中に足の親指や人差し指から何かが抜けていくのがわかったが、家に帰っても、手足の先からジンジンと何かが放出される感じが続いた。夜は「ここ2、3年、美味しく食べられなかった食事がものすごく美味しかった」という。

帰り際、廊下に掛けられていた忌野清志郎さん（ロックミュージシャン）の直筆メッセージを見た（写真15参照）。

貴峰道に行ってごらん。

その晩はきっとぐっすり眠れるはずだ。遠い昔の子供の頃のようにね。

そして、次の朝、びっくりするだろう。
「こんなによく眠れたのは久しぶりだ。」
それはずいぶん永い間忘れていた感覚だ。いや感動だな。（中略）
頭がおかしくなりそうだったり、体が痛かったりしたら貴峰道に行ってみるんだね。
現代人は全員一度足をはこんでみるべきさ。
誰に言っても今はまだ、あまり信じてはもらえないかも知れないけど、
本当のことなんだよ。

彼女は彼のファンだったので、背中を押されているような不思議な感覚を覚え、２日後の予約を入れた。その晩は、清志郎さんが言うようにぐっすり眠ることができた。

２度目の治療で話し方が８割方改善

２度目の治療日８月29日には、ろれつの回りにくい舌の治療をしてもらった。御申鈫で口の中や舌の上の邪氣をとるのだ（写真16参照）。
すると、「酔ったような話し方」と友人が表現した前田さんの話し方が８割方改善され

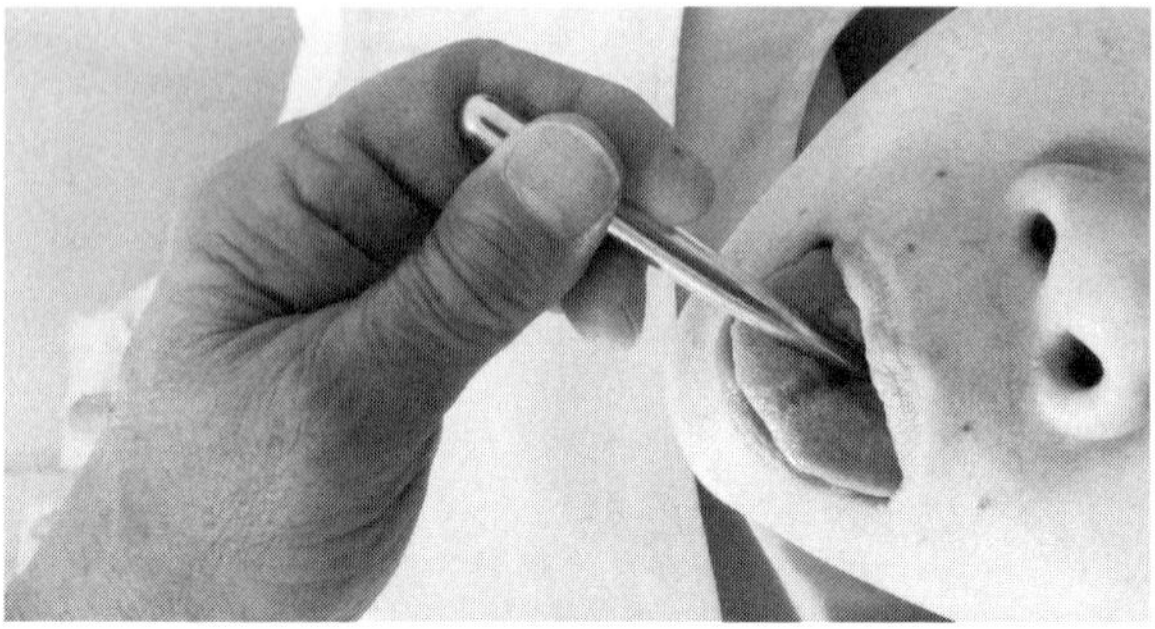

写真16　前田さんの舌の上の邪氣を御申鈫でとる貴田さん
（著者撮影）

た。「普通に話せてる」と貴峰道のスタッフにびっくりされた。いちばん驚いたのは前田さん本人だった。舌の重たい感じがずいぶん軽くなった。

家族には相変わらず貴峰道に行くことを反対されていたが、真剣に治したいと思っていた彼女は、9月からは貴峰道近くのホテルに滞在し、集中的に治療に通うことにした。

9月1日〜12日までは日・月の休みを除いて1日2回の治療（計20回）を受けた。毎日、まるで「座敷童」のように待合室に居続けた。

治療を受けた後は全身がくたくたになり、長い風呂から上がった後のような気分になった。初めてのときは御申鈫で擦られると全身に激痛が走っていたのが、その痛みが部分的なものに変わっていった。

そして、手や足先がビリビリジンジンして、邪氣の出て行くのがわかるようになった。

はじめの方は足の裏の痛み、頭、首、背中の痛みがひどかったが、日に日に身体が軽くなり、足の運びも変わっていった。

白髪に黒髪が増え、「匂い」が10年ぶりに戻る

9月15日〜19日、24日〜26日は1日1回の治療（計8回）にしてみた。

9月15日、前田さんはスタッフから思いがけないことを言われた。「白髪の多い髪が黒くなっている」と。後頭部の部分だったので、自分自身では見ることができなかったが、邪氣がとれたことで毛根が若返ったのだろう。その後、彼女は朝起きるたびに、髪が黒くなっていることを発見し、嬉しい声をあげた。

また、治療を続けるなかで、別の嬉しい発見もあった。副鼻腔炎のため10年間「匂いがなかった」のが、いつの間にか「匂いが戻っていた」のだ。御中鈫療法がいかに全身に効果があるかという証明でもある。

前田さんはホテルの行き帰りにはタクシーを使ったが、それ以外では壁を這ってでも自力で歩いた。検査入院をしたとき、安易に車イスで運ばれた体験から「乗ったら最後」と、必死に歩いた。

手で邪氣をとることで体調を維持

ホテル住まいを続けながら貴峰道に通っていた前田さんだったが、家族の強い希望から10月1日、ホスピスに入居した。それでもホスピスの許可を得てホテルに滞在し、10月6日〜10日、20日〜24日、11月10日〜14日の間、治療（計15回）に通った。

ところが、コロナ禍のため11月19日からホスピスで「いっさいの外出・外泊が禁止」となった。そのため、２０２１（令和３）年5月現在に至るまで、前田さんは貴峰道に通うことができないでいる。

しかし、９月、10月と集中して治療に通ったため、彼女は改善した体調を維持している。御中鈦は持っていないが、貴田さんに教えてもらったビリビリジンジン体操（１４３頁参照）で邪氣をとり続けている。

起き抜けには毎朝、両脚のストレッチとビリビリジンジン体操を40分以上行なっている。また、腸を休めて身体の回復をはかるために、11月1日からは1日1食を実践し続けている。

「もう一度、自転車に乗って買い物に行けるようになりたい。それがどんなに素敵なことか、今度はじっくり味わいながら、自転車に乗りたい」と言う前田さんだ。

●前田真理さんに学ぶＡＬＳ改善のポイント
○治療に専念する
○短期間に集中して御中鈫療法を受ける（毎日2回）
○ビリビリジンジン体操で邪氣をとることで体調を維持する
○できるだけ胃腸に負担をかけない食事を心がけ、身体の回復力を消化以外に充分使えるようにする。
○自分の治癒力を信じ、安易に薬に頼らない。

家族がともに御中鈫療法をすることで体調を維持

横田美恵子さん（初診日2020月8月）

ALS診断1年前、左側の頬を噛むことが多い

横浜市に住む横田美恵子さん（仮名、58歳）は、2019（令和元）年8月、ALSと診断された。初めて「おかしいな」と感じたのは約1年前だった。

2018（平成30）年10月、左側の歯を治療した後、食事をすると左の頬を噛むことが多くなった。「噛みあわせがわるいのかな」と思ったが、仕事が忙しくそのままにしていた。当時、彼女は介護士として働いていた。

その後、話をするとき、やはり頬や舌を噛んだ。話しづらくもなってきた。しかし、周りの人には気づかれないレベルだった。

同年11月、髪を洗うとき、「左腕が疲れる」と感じた。

2019（平成31）年4月、ときどき「めまい」がした。病院を受診した。このころ、自転車のスタンドが立てづらくなった。

同年5月、病院でMRI検査を受けたが、「異常なし」だった。

同年６月、マンションの廊下を歩いていると足が重たく感じられた。朝だけだったので、「疲れが抜けないのか」と思っていた。

同年７月、病院を受診。別の病院Ｂへの紹介状を書いてもらう。

同年８月、病院Ｂで筋電図をとり、ＡＬＳと診断される。

薬剤点滴、ＳＴ・ＰＴによるリハビリなど

横田さんが貴峰道に初めて来たのは２０２０（令和２）年８月29日。ＡＬＳと診断されてから1年後のことだ。それまでの1年間、彼女は何をし、症状はどうなったのだろうか。彼女が書いた記録からみてみよう。

２０１９（令和元）年10月、ラジカット（薬剤名「エダラボン」）治療のため病院に入院し、診療所で同薬の点滴治療を開始する（２０２０年9月まで）。

同年12月、自転車に乗りづらくなってきた。左手足に力が入らなくなってきている。言葉も上手に話せなくなってきている。

２０２０（令和2）年1月、ＳＴ（言語聴覚士）による言語リハビリを開始。

同年3月、カイロプラクティックを10回受ける。

同年5月、PT（理学療法士）によるリハビリを開始。（同月末、退職）
同年6月、左足首に力は入らなくなる。下に座ると立ち上がれない。
同年7月、1週間ほど「めまい」が続く。
同年8月、右太ももがピクピクすることが多くなる。少し重く感じる。左手がよく「つる」。右手も重く感じることがある。右足首に力が入らない。伸ばすことはできるが、曲げづらくなっている。

一人で寝返りがうて、ベッドから起き上がれるように

2020（令和2）年8月29日、初めて貴峰道で御申鈫療法を受けた。治療効果を実感した横田さんは、9月からはほぼ毎日貴峰道に通った。

横田さんが9月中にできるようになったことは次のようなことだった。

10日、痰の吸引をしなくなった。

17日、ベッドから起きやすくなった。

18日、左の足首が少しだけ動かせた。

19日、うどんが1本すすれた。

24日、一人で寝返りをうてなかったのが、できるようになった。ベッドから起き上がれるようになった。

10月はほぼ毎日、11月は週３日、２０２１（令和３）年３月からは週２回ずつ通い続けている。その間、半分までしか上がらなかった左手が上まで上げられるようになったり、動かなかった左足が上がって、曲げることもできたりと改善したことは多い。御申鉱療法では口の中や舌も御申鉱で直接治療するため、発音しにくい濁音もだんだん発音できるようになっている。

毎回、付き添ってくる家族が、御申鉱療法師らとともに、御申鉱で横田さんを治療することも、彼女の大きな助けになっている。２０２１（令和３）年４月現在、横田さんは今も家族とともに貴峰道に通い、治療を続けている。

●横田美恵子さんに学ぶＡＬＳ改善のポイント

○はじめは集中して治療を受ける

○定期的に御申鉱療法を受けることで体調を維持

○家族の協力が大きな励みになる

「根本的治療」を求めて御中鈫療法師に

目黒直子さん（初診日2020年9月）

「右手だけ腕が振れていない」ことに違和感

「右手が重く感じるようになっている」。そのことに、目黒直子さん（仮名、34歳）が気づいたのは2020（令和2）年8月末。マラソンをしているとき、「右手だけ腕が振れていない」ことに違和感があった。ただし、他人に指摘されたわけではなく、自分にしかわからない感覚だった。

その数日後、今度は右肘の外側の筋肉がピクピク動いていることに気づいた。3年程前から右手指の痺れは感じていたものの、日常生活に支障をきたすほどではなかったので気にしてはいなかった。

しかし、「何かおかしい」と感じてインターネットで検索した。すると、自分の右腕に出ている症状がALSの初期症状と似ていることを知った。また、「症状が目に見えて進行している状態にならないと確定診断に至らないケースが多い」ことも知った。

自分がその病気（ＡＬＳ）であるかは、今の時点ではわからない。しかし、もし、そうであったときのために、「動けるうちに治療法を探しておきたい」と、インターネットで検索した。「ここしかない」と見つけたのが貴峰道だった。初診日は２０２０（令和２）年９月９日。

頭痛、めまい、気力の低下、腎臓痛、呼吸が苦しい

その2カ月前。７月に頭痛、めまい、気力の低下、腎臓（右）の痛み（同年2月に腎盂腎炎）、呼吸が苦しいなどの症状から、目黒さんは内科を受診していた。血液検査、ＣＴや胸のレントゲンを撮った。しかし、どこも「異常なし」だった。

先の症状が収まらなかったため、漢方内科を受診した。「前頭葉の働きがわるい」「脈が細い」と、飲み薬・貼り薬を処方された。診断は「自律神経失調症」だった。

ランニングを始めたきっかけは、この自律神経失調症の改善を期待してのことだった。しかし、ここで冒頭の右腕の違和感をもつことになった。

この他に同年、会社の子宮頸がん検診で「子宮頸部の軽度異形成」が見つかっていた。月経痛もひどかった。薬を飲んで痛みを抑えても、それでも貧血をおこすような状態だっ

た。これらさまざまな身体の不調は一時的なものではなかった。そのため、目黒さんは「根本的な治療が必要だ」と感じていた。

レントゲン照射後に出た「首筋のツリ」などを御申鈫で治す

目黒さんは２０２０（令和２）年９月９日から11月まで、貴道で10回の御申鈫治療を受けた。すると、５回目の治療を終えたあたりから、右手指の痺れが軽くなった。以前から、低気圧のときや月経のときは、太ももの外側、肘の内側の筋肉がピクついていた。しかし、そんなときも御申鈫療法を受けると治るようになった。

同年12月は家族の反対もあり、貴峰道に行けない日が続いた。そんな12月末、舌の側面が赤くただれたようになっていることに気づいた。そのため、舌の側面に触れている部分の金属を取り除こうと歯科医院に行き、レントゲンを撮った。すると、これまで出ていなかった「首の筋のツリ」「太もも・ふくらはぎのツリ・ピクつき」「舌のビリビリ」が夜中に不定期におこった。譲ってもらった御申鈫で身体を擦ったり押さえたりすると治った。

この症状に強い不安を感じた目黒さんは貴峰道に連絡を入れ、症状が現れた２日後に一度御申鈫療法を受けた。すると、当日の夜以降は症状が出ず、ぐっすり眠ることができた。

御中鈫療法を保険適応に

10回目の治療を終えた後、今度は御中鈫療法師となるべく、目黒さんは貴田さんに弟子入りした。現在は、貴峰道で他の患者さんの治療に当たり、自分も治療を受けている。

彼女が御中鈫療法師として「言いたいこと」は、次の2点だ。

「治らないと言われているＡＬＳが改善している現実を医師の方々に見に来てほしい」

「ＡＬＳの人が御中鈫療法を受けるとき、保険適応にしてほしい」

「ＡＬＳになり24時間介護を受けている人に、ヘルパーさんや理学療法士の方が御中鈫療法を施術できたら、人工呼吸器をとり付ける手前で症状の進行を抑えられるのではないか」と。

目黒さんは、今でも低気圧や月経のとき、電車に乗っているときなどには、「口や舌のビリビリ」が気になる。しかし、御中鈫療法で邪氣をとり、邪氣を発生させる要因となる電磁放射線・ストレスを極力抑える生活を続けることで、現状を維持し続けている。

先の子宮頸がん検診で見つかった「子宮頸部の軽度異形成」は、２０２１（令和３）年2月の定期健診では、「正常」に戻っていた。また、月経痛は以前とは比較にならないほどに軽減された。薬は必要なくなり、貧血もない。

低気圧がくると嘔吐していたほどの頭痛も、頭が重い程度に軽減された。自分で御中鈫療法をすれば、とり除けるほどになっている。

●目黒直子さんに学ぶＡＬＳ改善のポイント

○確定診断を待たずに自分の身体感覚を大事にする
○「根本的治療」を求める
○治療を受けつつ他の人も治療もする

口周りの治療後、喋りやすく、誤嚥もなくなる

近藤稔さん（初診日2020年11月）

ボタンがとめられない

「左手の親指と人差し指に力が入らずボタンがとめられない」

長野県で建設関係の仕事をしている近藤稔さん（仮名、53歳）が異変に気づいたのは2019（令和元）年9月のことだった。家族から「ろれつのわるさ」を指摘され、飲み込みもわるくなった。同月、病院でCT・MRIの検査を行なったところ、「虚血性脳血栓」の疑いがあるとされ、血栓抑制剤を処方された。徐々にろれつのわるさが増し、左手にピクつき（筋繊維性収縮）が始まり、左腕全体が痩せ細っていった。

2020（令和2）年4月、筋肉の病気の疑いがあると大学病院を紹介され、検査入院をして調べた。するとALSと診断された。「リルゾール」（薬剤名）の服用が勧められた（同年12月まで服用）。同年6月には経口「エダラボン」（薬剤名）の治験（長期安全性試験）に参加（1年間）して、服用を始めた。「安全性を確認するための役にたてば」という気

持ちで服用を続けている。また、「ＡＬＳ研究のために」と、某大学病院にも行って「血液の提供」も行なった。

近藤さんが貴峰道を訪れたのは診断から7カ月後の同年11月7日だった。

「治るよ。行ってみな」と医師に勧められて

近藤さんが貴峰道を知ったのはインターネット検索によるものではなく、知り合いの医師からだった。

「氣が滅入るでしょ。その氣がよくないから」「治るよ。行ってみな」と、当時、「オゾン療法」を行なうために通っていたクリニックの医師から勧められたのだ。

ちなみにオゾン療法とは、１００～２００ccの血液を脱血し、オゾンガスを混合して、オゾン化した血液を身体の中に戻すという療法。「大量直血療法」とも「アンチエイジング療法」とも呼ばれている。近藤さんは貴峰道に来るまで、良いと思われる治療を試してきていた。オゾン療法もそのうちの一つだった。

貴峰道に来たとき、近藤さんの症状は、次のようなものだった。

「ろれつのわるさ（聞きとりづらい）」「むせやすい・誤飲しやすい」「飲み込みにくい」

「左手の握力、ほぼなし」「右手も力が入りにくい」「よだれが出る」「首が重い」「身体全体のピクつき」「息が続かない」など。

近藤さんは週に5日、建設関係の仕事を続けていた。そのうちの3日、午前中に仕事をした後、長野県から午後、東京まで治療に通った。

治療後は身体全体も動きやすくなる

御申鈫療法の利点は、口の中も直接、治療できることだ。ろれつの回りにくい人の場合、口の中に御申鈫を入れて、上唇や下唇の裏側、両頬の裏側、舌の上下からも邪氣をとる。貴田さんはよだれが出る近藤さんに配慮して、横向きで口の中を治療することも。すると、「カキクケコ」と発音しても「ガギグゲゴ」になり、聞きとりにくかった言葉が、「カキクケコ」と発語できるようになった。

御申鈫療法を受けた後は、喋りやすくなり、むせなくなり、誤嚥《ごえん》がなくなったと近藤さんは喜ぶ。また、治療後は身体全体も動きやすく、両腕も頭の上まで上がるようになった。開きにくかった左手も開けるようになった。

仕事を続けながらの治療で、なかなかつめて来ることのできない近藤さんに対して、貴田さんは次のようにアドバイスする。

「リハビリになるので、一人のときでも喋ること」「歩けるし、腕も上がるんだから、しっかり運動して、運動した後は自分の手で邪氣をとること」

●近藤稔さんに学ぶＡＬＳ改善のポイント
○仕事をしながらでも治療に通う
○ＡＬＳ研究のためにと血液の提供などを行う（利他の精神）
○運動しながら邪氣をとって筋肉を維持する

筋肉トレーニングと御申鈫療法の両輪で筋肉を維持
佐々木達也さん（初診日２０２０年11月）

２カ月間で５カ所の整形外科、神経外科、脳神経内科を遍歴

２０２０（令和２）年６月、関西に住む佐々木達也さん（仮名、51歳）は、16歳の息子と力比べをしていて右手を痛め、右の親指と人差し指に力が入らなくなった。時間が経っても治らないので、民間治療を受けたり、内科や整形外科を受診したりした。

約４年前、過度なスポーツ後のストレッチで首を痛めたことがあった。そのため、首が関係しているのではないかと思い、整体などへも頻繁に通った。

同年９月、ある治療院で「お薦めの整形外科」を紹介された。そこでＭＲＩを受けるが、首と腕との関連は分からなかった。

その整形外科で紹介されたＡ病院の神経外科を受診し、再度ＭＲＩを撮った。すると「首の骨の右横に良性腫瘍があるかもしれない」と、Ｂ医大の整形外科を紹介された。

Ｂ医大の整形外科で、３度目のＭＲＩを撮った。すると、「首では異常がない」と、脳神経内科に回された。筋電図の検査をした。「症状からおそらくＡＬＳであろうと思う」と医師は言った。しかし、同時にセカンドオピニオンをとることを医師は勧め、Ｃ医療センターの脳神経内科を紹介された。

同年10月30日、Ｃ医療センターの脳神経内科でもう一度筋電図の検査を受けた。そして、「やはりＡＬＳである」と診断された。

「イタタタ」「熱い熱い」の連続

２０２０（令和２）年９月から10月末までの約２カ月間、佐々木さんはＡＬＳと診断されるまで５カ所の整形外科・神経外科・脳神経内科を遍歴した。

11月16日の週には、今後の治療方針などを決めるため病院に最長で２週間入院し、精密検査を受ける予定だった。そんな時期、必死のインターネット検索で見つけたのが貴峰道だった。

11月13日、関西から上京して初めて御申鈫療法を受けた。

佐々木さんが貴峰道に来たときの症状は以下のものだった。

「右手の握力６」「左手の握力30」「右手の人差し指に力が入らない」「ここ１カ月、肩と腕が徐々に重たくなっている」「ふくらはぎがつる（こむら返り）」「身体のどこかしらが毎日つる」

家主業を営んでいる佐々木さんは高性能のパソコンを３台使い、仕事のやりとりは常時スマホで行なっていた。電磁放射線を浴びる量は多かった。

御申鈦療法を受けると、邪氣の溜まっている後頭部の下などは「イタタタ」「熱い熱い」の連続だった。邪氣が手足の先から抜けていくのも自覚できた。治療後は湯上りのように身体が温まり、冷えていた手は温かくなり、重かった腕が楽に頭の上まで上がるようになった。

子どもたちにも御申鈦療法を体験させる

ＡＬＳと診断されたとき、佐々木さんは医師から「筋肉に負担をかける運動はしてはいけない」と言われた。そのため、貴峰道に来たとき、佐々木さんの筋肉は落ちぎみだった。

そんな佐々木さんに、貴田さんは次のようにアドバイスした。「負担のかからない筋トレを回数多くすることで筋肉をつけ、疲れは御申鈦でとる」。そのアドバイスに従い、佐々木さんは筋トレに励んだ。その結果、肩の筋肉も多少ついてきた。

御申鈦療法に希望を見出した佐々木さんは、時間の許す限り上京。ホテルに滞在し、1日2回、貴峰道に通っている。

そして、3人の子どもたち（高校生・大学生）を順番に貴峰道に連れてきては、彼らに御申鈦療法を体験させた。夜、寝る前には必ず、子どもに御申鈦療法をしてもらっている。すると、足がつることもなく、朝までよく眠れるという。「筋トレと御申鈦」の両輪が佐々木さんの筋肉維持の秘訣だ。

●佐々木達也さんに学ぶＡＬＳ改善のポイント

○治すことに専念する

○筋肉トレーニングと御申鈦療法の両輪で筋肉を維持

○子どもたちに御申鈦療法を学ばせる

上がらなかった右腕が30回上がるように
保坂菜穂さん（初診日２０２０月12月）

妊娠中、右手と話しにくさに違和感

保坂菜穂さん（仮名、32歳）がＡＬＳと診断されたのは２０１９（令和元）年７月。同年４月に男の子を出産したが、妊娠中の２０１８（平成30）年11月、「右手親指に力が入りにくい」「話しにくい」と身体に違和感を覚えた。そのため出産後に神経内科を受診し、ＡＬＳと診断された。

貴峰道は菜穂さんが検索して見つけた。２０２０（令和２）年12月８日、夫の直樹さん（仮名、34歳）と中国地方から上京した。そのときの彼女の状態は、次のようだった。

「『ありがとう』が言いにくい」「濁音が言いにくい」「１音１音がはっきりしないダーと流れる話し方」「右手親指に力が入りにくい」「足首がまっすぐに伸びない」など。カルテには「両腕、両手、足、体幹全てが弱っている」とある。菜穂さんは、「親指に神経が伝わっていない感じ。伸ばそうと思っても伸ばし方がわからない」と言った。

「HGF脊髄腔内投与」の治験にも参加

ALSと診断されてから貴峰道にたどり着くまでの約1年間、菜穂さんはさまざまな「身体にいいと思われること」を行なってきた。

某大学の「HGF（肝細胞増殖因子）の脊髄腔内投与」の治験にも参加した。HGFは日本で発見された体内に存在するタンパク質で、強力な神経保護作用（運動ニューロン保護作用）があるとされている。そのため、高用量のHGFを直接脊髄に何度も入れることで、ALSの進行を抑制しようというものだ。

ところで、直樹さんはALSのことを何も知らない結婚前、SNSで回ってきた「アイス・バケツ・チャレンジ」（第1章参照）に参加し、氷水を被ったことがあった。まさか、将来の妻がALSになろうとは夢にも思っていなかった。

腕が上がるようになり、舌が上唇につくように

菜穂さんは直樹さんとともに、2020（令和2）年12月8日〜11日（3泊4日）、23日〜26日（3泊4日）と上京してホテルに泊まり、計14回の治療を受けた。

すると、12月9日、2回目の治療後、せいぜい2〜3センチしか上がらなかった右腕が

頭の上まで上がった。仰向けの状態でも、横向きの状態でも腕を上げることができた。

御申鈦療法を受けた後は、呼吸も楽になった。夜中に苦しかった呼吸も楽になった。主治医には夜の酸素吸入を勧められていたが、それも必要なくなった。

12月25日には、出にくかった舌が上唇につくまでになった。菜穂さんはろれつが回りにくく、カ行などを喋ると息が鼻に抜けやすかった。そのため、貴田さんは鼻や口の中に御申鈦を入れて治療した。口や舌の邪氣がとれたことで、舌が上唇につくようになったのだ。

30回やっても痛くない

２０２１（令和３）年は、2月2日〜5日（3泊4日）、3月2日〜4日（2泊3日）に上京した。菜穂さんは前回の状態を保持し、右腕を上まで上げることはできていた。しかし、せいぜい調子よくて5回程度だった。ところが、2月4日、御申鈦療法を受けた後、右腕が30回も上がったのだ。「30回やっても痛くない」と菜穂さん。直樹さんも、「こんなに上がったのは1年ぶり」と狂喜。この日は、二人にとって記念すべき日となった。

「上げ方さえわからなかった」腕上げが30回もできるようになったのは、遺伝子のスイッチがオンになり、神経細胞が再生しない限りありえない現象だ。翌5日も菜穂さんは腕上げ30回をキープし、上がるスピードも速くなった。

「施術者の健康もよくなるのが御申鈫療法」と、貴田さんは常々言っているが、そのことを実感することが直樹さんに起きた。彼は高校時代から34歳まで、12月～4月にかけて、喘息用吸入器が必要なほどひどい喘息に悩まされてきた。ところが、毎日、菜穂さんの身体を御申鈫で擦っているうちに、喘息がでなくなったのだ。

「御申鈫は本当にすごい。希望がもてました」と、二人は貴田さんとスタッフに感謝するとともに、貴峰道通いを続けている。菜穂さんの夢は、ＡＬＳを治し、現在は母に頼っている2歳の息子の世話を自分の手で行なうことだ。

●保坂菜穂さんに学ぶＡＬＳ改善のポイント

○上京したときは集中して治療を受ける（3泊4日、1日2回）

○改善した状態を何度もくり返して維持する

○施術者も体調が改善される（直樹さんは喘息が治る）

第三者が聞いてもはっきりわかるほど50音が言えるように
小島緑さん（初診日２０２０年12月）

「お箸が使いにくい」「階段に足が上がらない」

九州地方に住む小島緑さん（仮名、58歳）が不意に転倒し、階段から落ちて右肘を骨折したのは２０１５（平成27）年のことだった。

それから4年後の２０１９（平成31）年、4月に「お箸が使いにくい」など右手の指が不自由になり、9月には「階段に足が上がらない」「歩きにくい」など、右脚が不自由になった。10月には、「首下がり」「構音障害」を自覚するようになった。転倒も3回した。

２０２０（令和2）年になると、左手も不自由になり、喉に違和感をおぼえるようになった。嚥下力が低下し、息がしづらくなった。

これらの症状から、筋無力症だろうか、リュウマチだろうかと、脳神経外来をはじめ、さまざまな医療機関を回った。すると、自律神経の関係が疑われた。最終的に某大学病院の脳神経内科でＡＬＳと診断されたのは同年12月だった。

夫の利治さん（仮名、58歳）が携帯電話関係の仕事をしていたため、緑さんが携帯電話を使い始めたのは比較的早い時期。スマホなども検索でよく使っていた。２０１９（令和元）年当時は事務関係の仕事をしていたが、１日の大半は車を運転しているかパソコンの前で仕事をしているかという状態だった。

出せなかった舌が自分で見えるほど出せるように

緑さんが利治さんに伴われて、はじめて貴峰道に来たのは２０２０（令和２）年12月15日。２泊３日の予定でホテルに滞在し、計４回の治療を受けた。貴峰道をインターネットで探し出したのは緑さんだった。

来たときの症状は「鉛筆を持ちにくい」「箸を持ちにくい」「頭を支えるのがきつい」「姿勢が前かがみになる」など。全身の筋肉のピクつきもあった。

15日に1回、16日には2回、17日に1回の治療を受けた。すると、治療前には口の中から出せなかった舌が、16日には「自分で見える」ところまで出せた（写真17参照）。そして、発音もかなり改善した。

御申鉞療法を受けた後、改善した点は以下のようだった。

○右足の足首が動かず歩きにくい状態だったが、足首が少し回せるようになった。
○手指が曲がった状態だったが、まっすぐに伸ばせるようになった。
○施術後、背もたれがなくても、背筋を伸ばして座れるようになった。
○施術後、全身のピクつき感がなくなり、ビリビリ感に変化した。

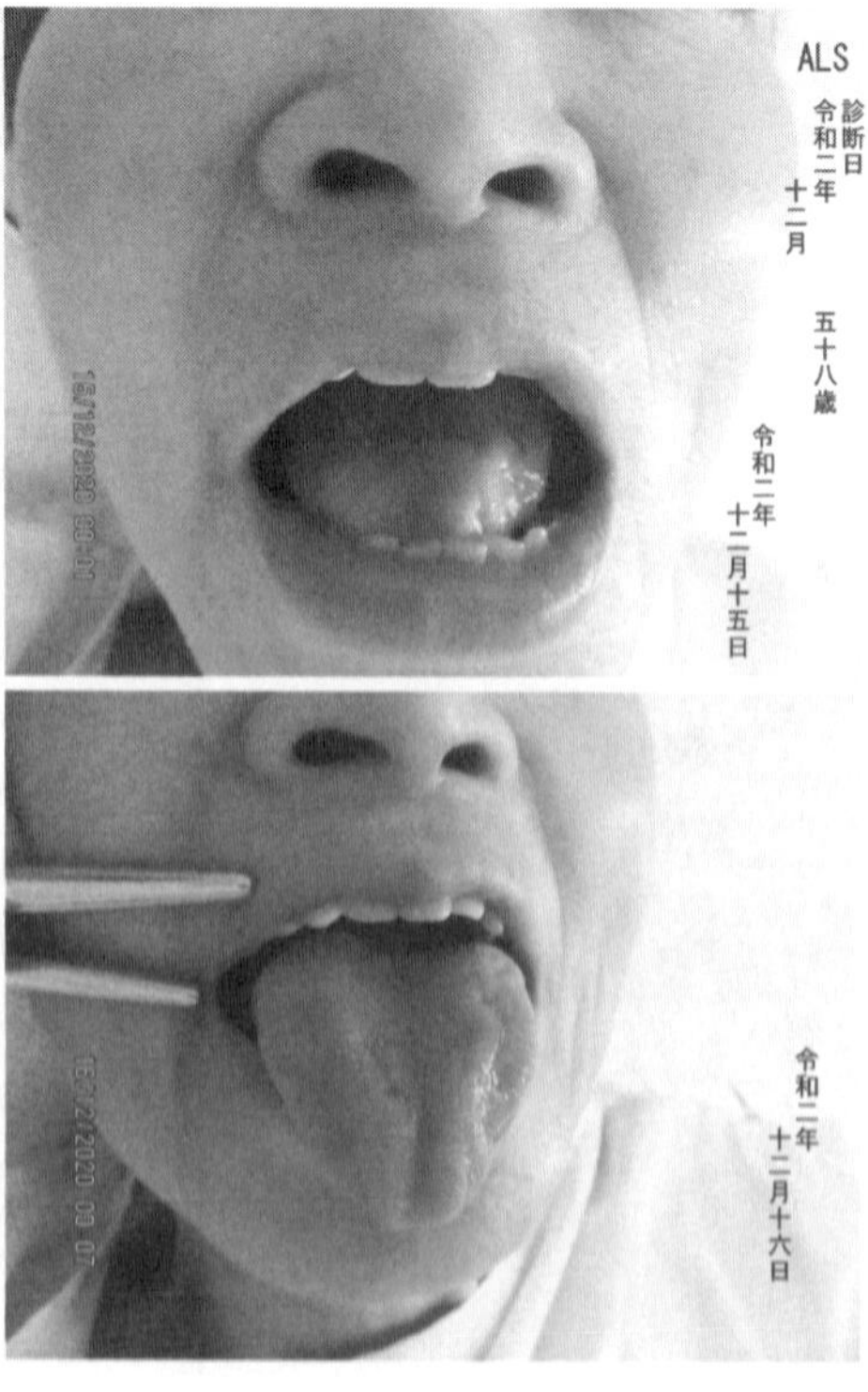

写真17　出せなかった舌が３回目の治療後に「自分で見える」ところまで出せた小島緑さん

〇16日の施術後は、15日の歩行速度より、歩く速度が速まった。

〇計4回の施術後、歩行が大変スムーズになった。

初めての上京・治療で、「治らない」といわれていたALSに多くの改善点がみられた緑さんは、希望を胸に利治さんと九州へ帰っていった。九州では貴田さんに紹介してもらった御申鈫療法師・木下理恵さん（福岡県）の元に週1日通い、治療を続けた。

呼吸・嚥下力が改善し、50音をはっきり発音

緑さん・利治さん2度目の上京は2021（令和3）年4月。前泊して20日〜24日まで貴峰道に通った。

同年1月末、緑さんは呼吸が苦しくなり某大学病院に緊急入院した。そのとき、肺の機能は47〜48％まで落ちていた。医師には、「40％以下になったら、人工呼吸器が必要」と言われた。

嚥下能力も低下していたため、水はとろみをつけて飲むような状態が続いていた。木下さんに施術してもらい、2週間前からやっととろみなしの水が飲めるようになってはいた。しかし、まだ、おそるおそる飲み込む状態だった。そのため、脱水症状をおこしていた。

ところが、20日に御中鈫療法を受けた後、緑さんは嚥下力が改善し、水をゴクゴクと飲み込むことができるようになった。飲む量も増えた。

さらに、21日の夜、ホテルで仰向けの状態で「あいうえお」など50音が、第三者が聞いてもはっきりわかるほど、発音できた。

止まらない喜びの涙

翌22日、貴田さんは緑さんの動きのわるい右頬の内側に御中鈫を入れ、邪氣を抜いた。すると、緑さんの舌は以前よりもさらに外に出るようになった。

そして、利治さんが動画を撮ろうとスマホを構えるなか、緑さんは仰向けの状態で50音をはっきりと発音してみせた。貴田さん、利治さん、著者は思わず拍手した。緑さんは喜びの涙を流し、その涙はしばらく止まらなかった。「お腹に力が入り」、「楽に呼吸ができる」ようになったからこその発声だった。

緑さんの夢は、澤田晃さん（第5章参照）のように、自分の手で孫を抱くことだ。御中鈫療法を受けるたびに目覚ましい改善をしている緑さんには、その夢は近い将来、現実のものとなるにちがいない。

さらに、うれしいことは、朝晩、必ず緑さんに御申鈫療法をしている利治さんの酷い肩こりが治ったことだ。施術してもらう方にも、する方にもありがたい御申鈫療法だ。

●小島緑さんに学ぶＡＬＳ改善のポイント

○治療法を納得がいくまで自分で探す
○希望（孫を抱きたい）をもつ
○スマホなどを長時間使わない

寝たきりのＡＬＳの人にも御申鈫療法は助けになる

２カ月で２割の呼吸低下、脳の萎縮も

２０２０（令和２）年８月、ＡＬＳ患者である今井遼太郎さん（仮名、60代後半）は胃ろう造設の手術をした。その際、６月の検診から２カ月間で２割の呼吸機能の低下がみられた。また、主治医からは、「脳の萎縮もみられ、認知症を併発している可能

性がある」と、妻の美智子さん（仮名）にだけ知らされた。

遼太郎さんは、人工呼吸器の装着を希望しておらず、入院中に、主治医に寿命をたずねた。すると主治医は言った。

「寿命については、神様にしかわからないことですが、どうしても聞きたいですか？」

「はい」と答えた遼太郎さんに、主治医は続けた。

「人間の身体は、数値のように計算できるわけではないので、仮に、このまま2カ月で2割の呼吸機能の低下が続くことを前提とした場合は、年内ということになるでしょう。これからは、クリスマス、お正月など、季節のイベントを一つひとつ楽しんでください」

当時、遼太郎さんは文字ボードを使用し、主治医と話していた

御中鈫は家族の苦悩と疲労も癒《いや》してくれる

現在（2021年6月）、遼太郎さんは両手両足がほとんど動かない。発話ができないため、直接人と話をすることはできない。目と、かすかに動く足の動きとで視線入力装置を操作し、家族や理学療法士、看護師などと会話をする。呼吸は人工的な補助

もなく自然にできるうえ、表情も豊かで、ときおり笑顔を見せる。記憶や記述の内容にも、まったく問題はなく、企画の仕事を続けている。

残った筋力を少しでも維持するために、理学療法士によるリハビリを週4回受け、妻の美智子さんが献身的に遼太郎さんを介護し、毎日、御申鈫で治療をしている。

美智子さんは御申鈫療法について次のように言う

「ALSは治療法がない進行するだけの残酷な病気です。御申鈫療法には、ただ絶望とともに過ぎるだけの暗闇の日々から救っていただきました。

病による当人の心身の苦しみ、日々、心身の辛さが増していく当人を見るにつけ、ケアを続けてもけっして治癒することのない病をまえに、家族の直面する苦悩と心身の疲労は計り知れないものです。その家族の苦悩と疲労までも御申鈫が癒してくれています。

そして、2021(令和3)年6月1日現在、認知症を併発している可能性があると告げられた夫の脳の働きにその兆候は見受けられません。こちらの話は全て理解し、正常な意思の疎通も、複雑な仕事の指示もできています。

高次脳機能障害の方たちも御申鈫療法で奇跡的な回復をされていますが、本当に御中鈫の脳に働きかける力も奇跡のような（唯一無二な）ことだと思います。松本元博士が言われたように御中鈫療法を国で研究して頂ければと心より願っています」

肺活量80％から９カ月間低下なし

ＡＬＳの人の場合、％ＦＶＣ（対標準努力肺活量）が90％未満になると、ほとんどの人が６カ月程度で60％未満まで低下し、特に80％以下になると急激な％ＦＶＣの低下が認められるという（「筋萎縮性側索硬化症における肺気量の変化とＦＶ曲線の関係」田島桂子・宮澤義著『医学検査』Vol.65 No.5 2016参照）（図８参照）。

その意味で、遼太郎さんが２０２０（令和２）年８月から２０２１（令和３）年６月１日現在までの９カ月間、人工的な呼吸の補助がなく自己の呼吸のみで過ごせているのは、奇跡的だ。美智子さんの並々ならぬ介護はもとより、御中鈫療法の力が大きいと言えそうだ。

貴田さんは「御中鈫を持てば、万人が名医になれる」と言っているが、美智子さんはまさに、そのことを体現している。

ちなみに、貴田さんは２０１５年に、末期がん（肺がん）の70代男性を治療したこ

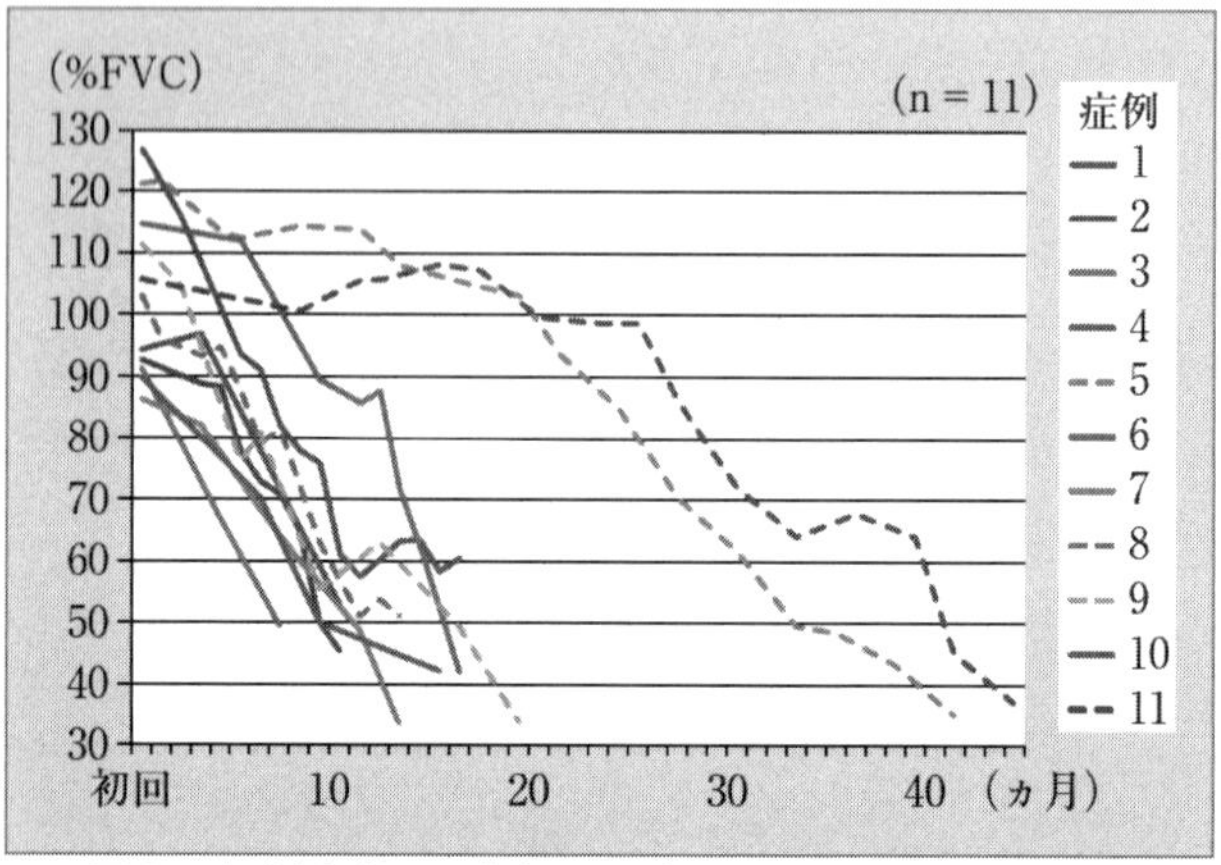

図8　各症例（ALS 患者 11 人）における %FVC の推移

（田島桂子・宮澤義著「筋萎縮性側索硬化症における肺気量の変化とＦＶ曲線の関係」『医学検査』Vol.65 No.5 2016 より）

とがあった。すると、酸素マスクをしていても62しかなかった酸素濃度が97まで上がった。

男性のホームドクターをしていた二人の医師は、「ありえない！　貴峰道さんの金の棒はすごいですね」「貴田先生の治療のすごさに感動しました」と感想をもらした。

この肺機能に関する御申鈫療法の著効も特記すべきことだろう。

第7章　痛み・難病・現代病にも著効

剥離骨折・亜脱臼骨折・シンスプリント・肉離れ・脳震盪
スポーツ選手にとって「御中鈦は武器」

痛みが消え、「気迫」がでて、「精神状態」がよくなる

「大翔《やまと》ジム」（新潟県十日町）で会長代行・ジム代表をつとめているのが嶋田雄大《たけひろ》さん（49歳）だ。彼は、「37歳定年制」（日本のボクシング界）を超えて、41歳で引退するまで世界レベルで活躍したプロボクサー。日本ライト級タイトルマッチで5回防衛した後、返上した「第49代日本ライト級チャンピオン」だ。

２０２０（令和２）年12月2日、貴峰道を訪れた嶋田さんと偶然会った。月に1度、メンテナンスのために通っているという。彼は「スポーツ選手にとって御中鈦は武器です」と何度も強調した。

「御中鈦療法を受けると、痛みがその場で消え、『気迫』がでて『眼光』が鋭くなる。『集中力』が増して『精神状態』がよくなり、『スタミナ』も増す」と。

２００２（平成14）年から貴峰道に通い、すでに18年。２０１３（平成25）年の嶋田選

手の引退セレモニー（後楽園ホール）では、貴田さんが後援者代表としてリングに上がって挨拶をし、嶋田選手のボクシング人生を讃えた。それほど、二人の信頼関係は強い。

両者とも「一願不動」を実践しているという共通点をもっていた。貴田さんの一願不動は「万人の病平癒、万病平癒」、嶋田さんのそれは「世界王者になる」ということだった。

右拳の剥離骨折を御中鈫療法で治し、ＫＯ勝利

嶋田さんが御中鈫療法の威力を再確認したのは、２００７（平成19）年5月22日、後楽園ホールで行われたラモナ・プルバ選手（インドネシア王者）との一戦だった。

試合の３週間前、スパークリング中に右拳を剥離骨折した嶋田さんは、試合４日前の５月18日から20日までの３日間、貴峰道に通い貴田さんから御中鈫療法を受けた。すると、18日には一度目の治療で、痛みで握れない拳がその場で握れ、翌日の19日には木の床に拳で腕立て伏せができるまでになった。

そして、臨んだ22日。４ラウンドまでは左拳のみで戦い、５ラウンド目、剥離骨折していた右拳でＫＯを奪ったのだ。４カ月前の1月、待望だった初の世界タイトルマッチを、前年9月にした右拳の剥離骨折によってキャンセルしていただけに、5月の勝利はひとし

おだった。

試合後のヒーローインタビューで、嶋田選手は観客席に向かって「貴田先生、ありがとうございました」と謝辞を述べた。それほど彼は貴田さんと御申鈫療法に感謝した。

亜脱臼骨折で知る御申鈫療法の「痛みの消失」「即効性」

現役を引退した嶋田さんが、名門・ヨネクラボクシングジムでトレーナーとして担当したのが秋山泰幸選手（41歳、現在は一力ボクシングジムのトレーナー）だった。

秋山選手は、２０１７（平成29）年12月3日、大阪市で行われたミドル級のＯＰＢＦ東洋太平洋、ＷＢＯアジアパシフィックタイトルマッチで2冠を達成した選手だ。彼は当時38歳で、引退年齢の37歳を超えてのベルト獲得は初めてという快挙だった。

秋山選手が嶋田さんに伴われて初めて貴峰道に行ったのは、２０１４（平成26）年1月28日。前年11月25日の試合で拳を痛め、右手を亜脱臼骨折していたからだ。医師からは「手術しなければ治るまで1年かかる」と言われていた。しかし、手術成功の確約はなかった。そのため、手術はしなかった。１カ月たっても「握れない」「打てない」状態だった。大事な試合が5月27日に控えていたため、「使い物にならない右拳をどうにかしたい」

という思いから貴峰道に赴いたのだ。

　すると、治療を受けたその場で、右拳を握った状態が維持できるようになった。「信じられないレベルの痛みの消失」と「即効性」に驚いた秋山選手は、週2回の治療を継続する。あっという間に右手に力が入るようになり、3月にはサンドバッグを打てるまでに回復した。ところが、試合の3週間前、9割方良くなっていた拳をスパークリングで再度痛めた。そのため、毎日、貴峰道に通い、集中的に貴田さんの治療を受けた。

　5月27日の試合当日、拳は完璧ではなかったものの、相手をダウンさせ、勝つことができた。「御中鈦療法をしていなかったら、そのときの勝ちはなかったと断言できます」と秋山選手。彼は、御中鈦療法と他の治療法との決定的違いを

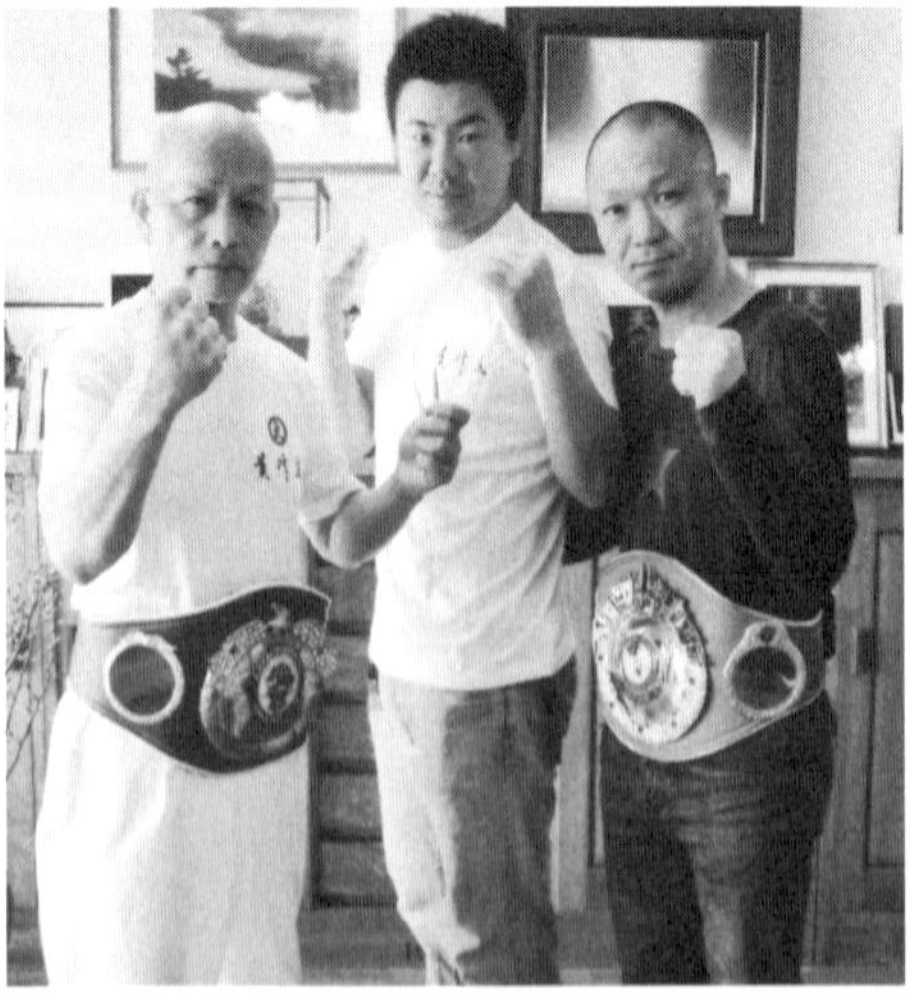

写真18　左から貴田晞照さん、秋山泰幸選手、嶋田雄大選手。貴峰道にて

「痛みがその場でとれ、実感が伴うこと」と言う。「ケガに即効性があり、身体の動きがよくなるし、気迫、集中力も高まる」。スパークリングで軽い脳震盪をおこしたときも、自分で頭を御申鈫で治療すれば、すぐに回復するという。（写真18参照）

シンスプリント・肉離れ・脳震盪を御申鈫で治す

現在、パナソニックで「パナソニック ワイルドナイツ」（ラグビーチーム）のチームコミュニケーションマネージャーとして活躍している矢崎誠さん（26歳）も、高校生のころから身体のさまざまな不調を御申鈫療法で治してきた一人だ。

ラグビー選手として激しい運動を行なっていた彼は、シンスプリント（脛骨過労性骨膜炎）という脛骨の周りにある骨膜が炎症をおこすスポーツ障害に悩まされてきた。整形外科では、「これから先、ずっと痛みを我慢しながらプレーしなければならない」とまで言われていた。それを貴田さんに御申鈫療法で治してもらった。すると、思いっきり走れるようになり、練習中でも痛みを気にすることが少なくなった。

また、筑波大学の入学試験を受ける1カ月前、両ふくらはぎの肉離れをおこしたときも、御申鈫療法で治してもらった。すると、試験科目である50メートル走で、治療前のベストタイムよりも1秒ちかく速いラグビー部歴代２位のタイムで走れた。

「御申鈫療法を行なったことで、身体のキレ、筋肉の感覚、脳の働きが向上し、足の回転が速くなった」と矢崎さんは言う。

筑波大学に入学し、ラグビー選手として活躍していた２０１３（平成25）年にも御申鈫療法に救われる体験をした。同年12月、練習中にタックルを受け、頭から落ちて激しい脳震盪を起こした。ラグビー選手として現役続行どころか、日常生活も送れないほどの状態になったときだ。病院でＭＲＩやＣＴを撮ると、なおさら頭が痛くなった。そのため、脳震盪をおこしてから３日目に貴峰道に行き、貴田さんの治療を受けた（写真19参照）。

吐き気やめまいに悩まされたが、治療をつめて受けることで、ラグビー選手として戦列に復帰することができた。

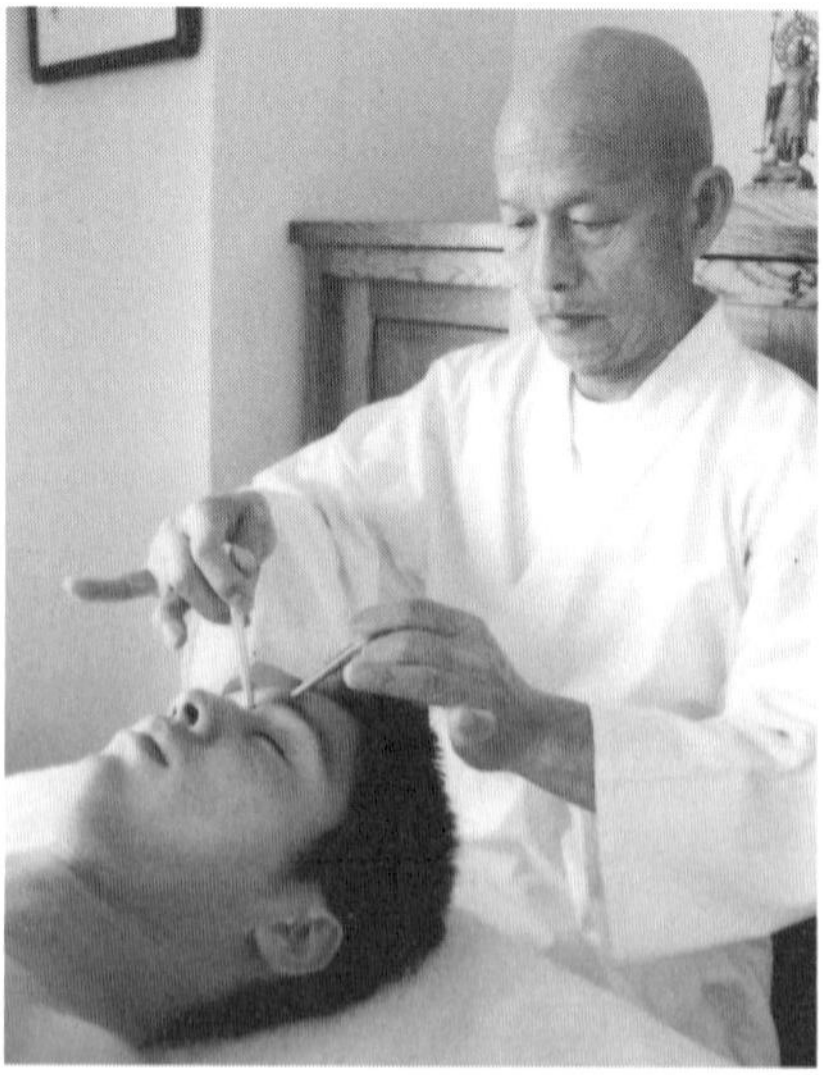

写真19　貴田さんの治療を受ける矢崎誠さん　2014年1月29日

「もし、御申鈦療法がなかったら、ラグビーは続けられず、やめていただろう」と言う。

ラグビー部３年の２０１７（平成29）年２月には、ラグビー日本代表「サンウルブズ」のアシスタントマネージャーに正式に就任することもできた。

矢崎さんはパナソニックの社員となった今も、時間ができれば群馬県から貴峰道に通い、「身体のケアとメンテナンス」を行なっている。

一度の御申鈦療法で握力が14・1kgから48・1kgに戻る

柔道の強化選手の稲森奈見さん（27歳）は、「未知の体験でした。奇跡ってあるんだな」「御申鈦療法が『奇跡の医療』と言われることがよくわかりました」と言う。

彼女は三井住友海上火災保険㈱所属（２０２１年４月１日現在）の、最重量「78kg超級」の柔道選手（４段）。「グランドスラム」（国際柔道連盟主催の柔道大会）では、２０１４（平成26）年（東京）、２０１５（平成27）年（東京）、２０１６（平成28）年（チュメニ）と３年連続で金メダルを獲得している。

稲森さんが上記のように実感したのは、２０１８（平成30）年２月のことだった。

同年２月、彼女は18日にイタリアのローマで行なわれる「EUROPEAN JUDO OPEN

WOMEN（ヨーロッパ柔道オープン女性）」の試合を控えていた。しかし、激しい乱取りの最中に右手首を痛め、握力は極端に落ち、日常生活にも支障がでるほどだった。そんなとき、助けを求めたのが御申鈦療法だった。

稲森さんが貴峰道を訪れたのは、試合8日前の10日。まず、治療前に握力を測った。すると、右手の握力は14・1kg（キログラム）だった。貴田さんには痛いところを集中的に御申鈦で治療してもらった。すると、1回の治療で握力は48・1kgに戻った。まさに、彼女の言うように「奇跡」だった（写真20参照）。

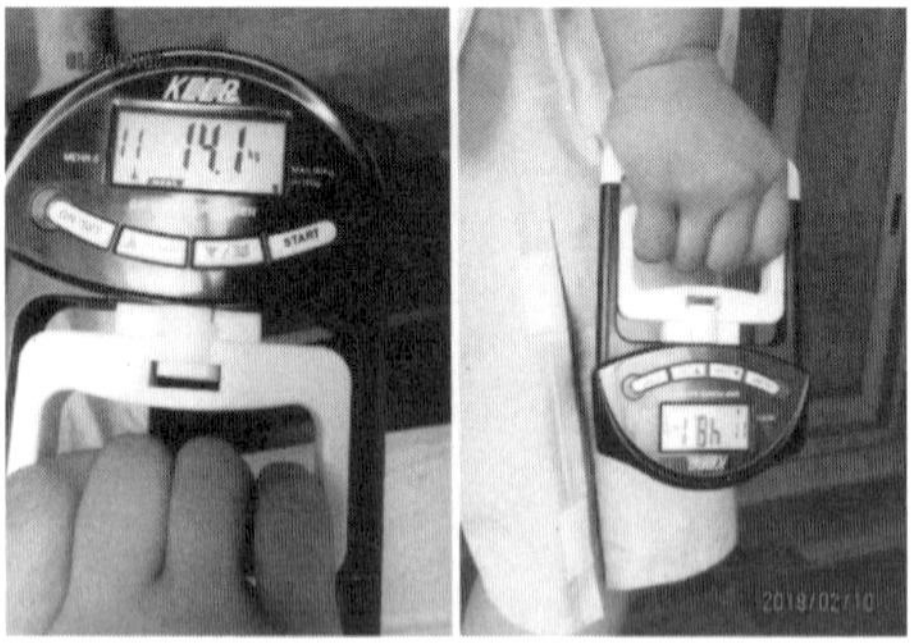

写真20　手首を痛めて握力14.1kg（左）
一度の治療で48.1kgに戻る（右）

その後、彼女はイタリアに渡り、試合の直前まで自分で御申鈦療法を行なった。そして、テーピングなしで試合に臨んだ。結果は写真のように見事、優勝だった（写真21参照）。

その後も稲森さんは御申鈦療法で「奇跡」を体験した。イタリア大会から2カ月後の2018（平成30）年4月。左足の半月板を断裂して手術をし、全治2カ

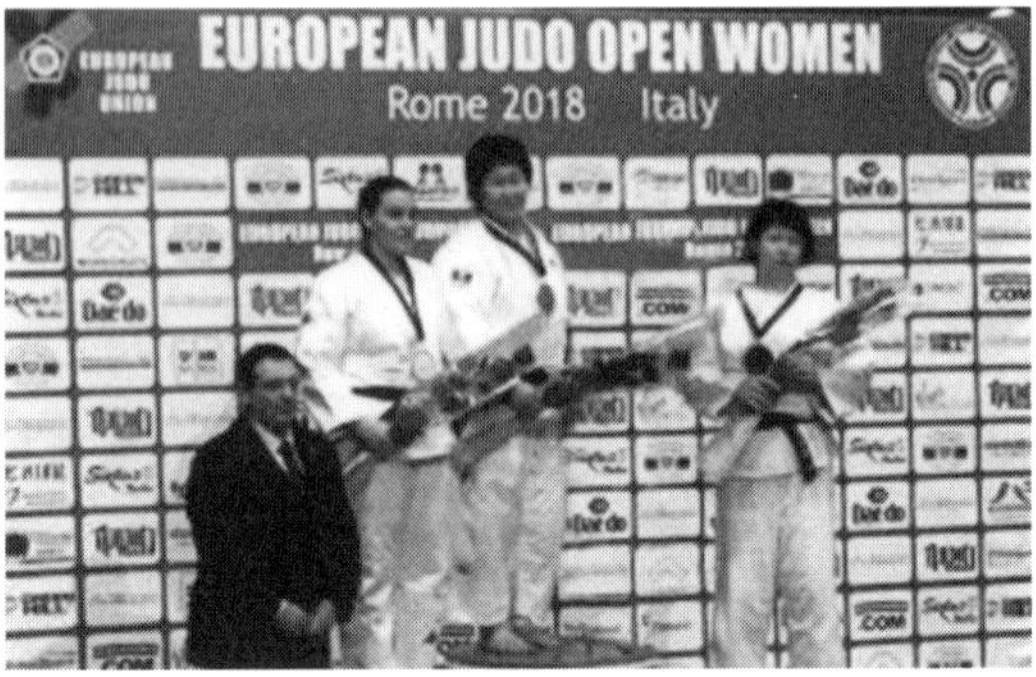

写真21　ヨーロッパ オープン ローマ大会で優勝した稲森さん
（2018年2月18日）

月と言われたときだ。4月14日、貴峰道を訪れたときの彼女は2本の松葉杖を使い、両足で立つことができなかった。ところが、治療をしてもらうと1回の治療で、左足で片足立ちができるようになった。ボクシングの第49代日本ライト級チャンピオン・嶋田雄大さんは、御中鈬のことを「武器だ」と言ったが、スポーツ選手にとって、御中鈬はまさに「鬼に金棒」だ。

トップアスレティックトレーナーが驚く「異次元の即効性」

御中鈬療法の効果を目の当たりにして、「私のこれまでの27年間はいったい何だったのか」と狐につままれたような感覚を覚えた人がいる。

日本のアスレティックトレーナーの草分けで、第一人者と言われている吉永孝徳さん（55歳）だ。アスレティックトレーナーとは、競技者（スポーツ選手、アスリート）の健康管理やスポーツ障害・外傷の予防、応急処置、リハビリテーション、体力トレーニング、コンディショニングなどに携わるスペシャリスト。

吉永さんはアスレティックトレーナーのプロとして27年間、「日本一」や「世界一」をめざすトップアスリートとともに歩んできた。そして、トップアスリートたちが自己実現への強化過程で生じる肉体的・精神的葛藤（疲労、痛みなどの炎症、ケガなど）に、数多く現場で向き合ってきた。同時に、彼自身、それらの課題解決策を日々、探してきた。

そんな吉永さんが、２０１９（令和元）年12月26日、友人の藤崎健吉さん（第3章参照）の紹介で初めて貴峰道を訪れた。御申鈫療法を目の当たりにし、自らも体験した。そのとき抱いた感想が上記のものだった。

吉永さんが驚いたのは、御申鈫療法の「異次元の即効性」だった。

痛みがあっても、御申鈫療法を受けると「痛みがあっという間に消失」してしまい、「動きが速く、軽くなり、気迫が漲《みなぎ》る」ことに感嘆した。まさに、スポーツ選手が追い求めている理想の治療法だった。

「自分自身のなかで長年かけて築いてきた常識が、一瞬で覆されてしまったことから、異次元、月にでも連れて来られたかのような摩訶不思議な世界観に浸りました」と述懐する。

以来、吉永さんは、プロスポーツの頂点で活躍している世界のトップアスリートたちのために御申鈫療法を習得しようと、月に1度、貴峰道に通い、貴田さんのもとで修業を続けている。

高次脳機能障害
不慮の事故から奇跡的回復をした少年が「御中鈫療法師」に

左大脳半球に広範で深刻な脳挫傷

スポーツ万能・成績優秀だった宮地拓也さん（29歳）が、突然、不慮の事故に遭ったのは2008（平成20）年4月18日、16歳のときだった。第三者の過失で突如、傘の先が彼の左目を直撃したのだ。

彼の左大脳半球には広範で深刻な脳挫傷が生じ、くも膜下出血、脳出血、左中大脳動脈の損傷による中大脳動脈部の大脳梗塞がおきた。重度の意識喪失、昏睡状態が1カ月続き、事故から70日後まで意識朦朧とした状態が続いた。

病院では血腫除去用開頭術、外減圧術、中大脳動脈の血管縫合術が行なわれた。医師からは、「一生寝たきりになってしまうかもしれない」と告げられた。母親の和子さんは、2、3日のつもりが、半年間自宅に戻れない状況になった。

拓也さんが貴峰道に初めて行ったのは事故から2年4カ月後の2010（平成22）年8

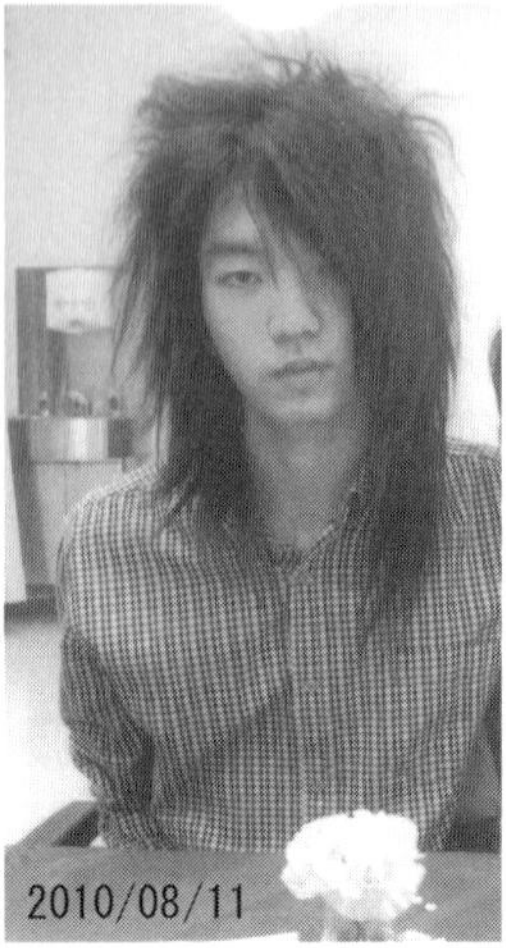

事故2年4カ月後から御申鉞治療

御申鉞治療を定期的に受ける

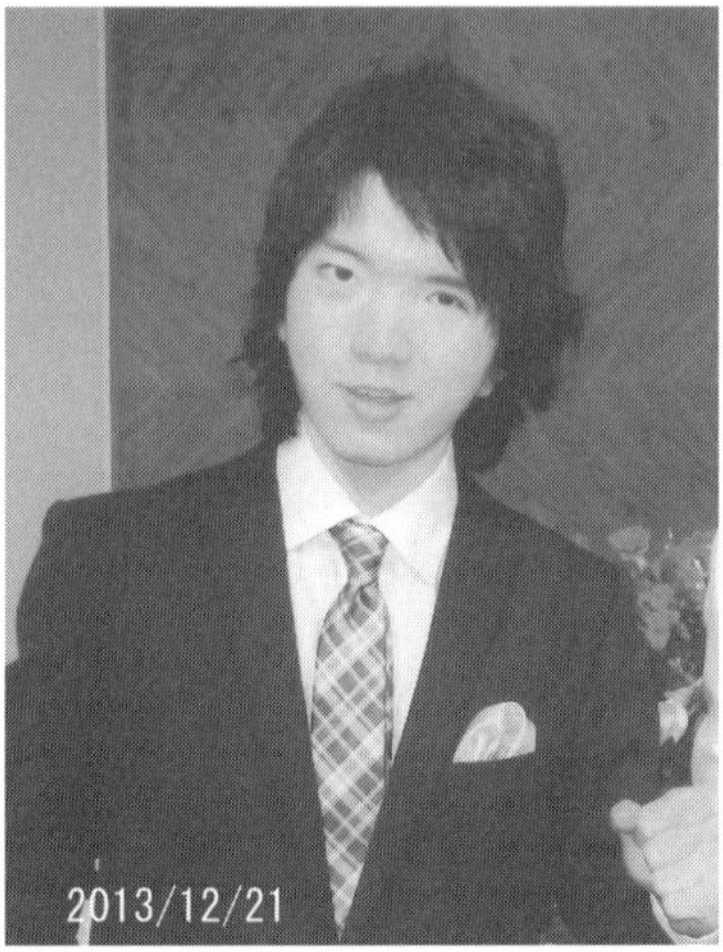

2012年御申鉞治療法師の資格を取得

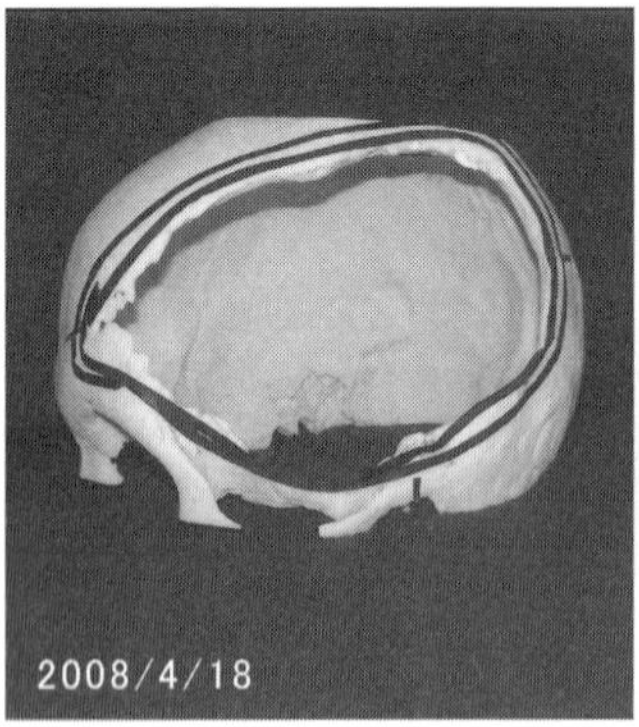

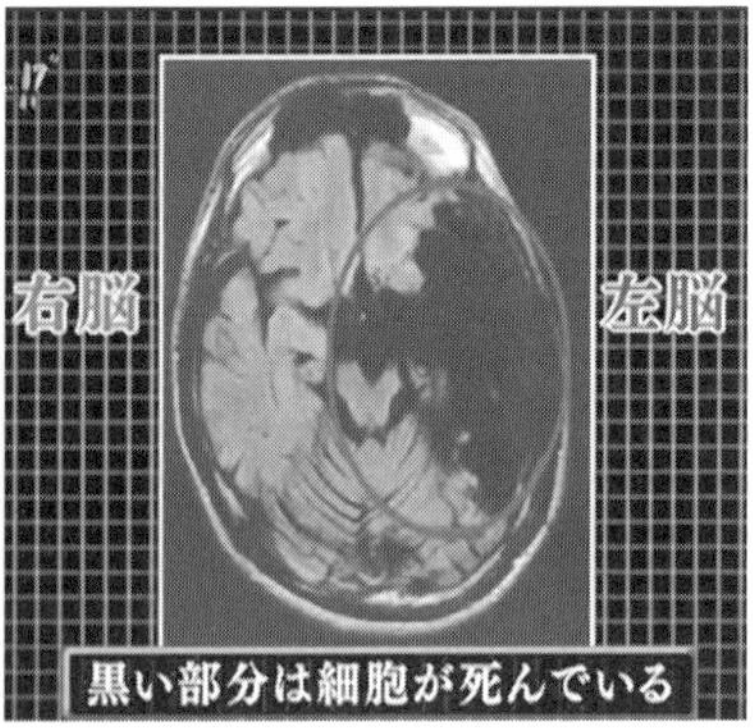
黒い部分は細胞が死んでいる

左側頭部の手術を受ける
70日間意識不明

写真22　宮地拓也さんの回復の記録

月11日。大阪のカウンセラー・清島久門先生に紹介されてのことだった。

そのときの拓也さんの症状は、以下のようだった。

「右麻痺のため歩行が困難」「右手右足の動きがうまくできない」「同年7月に5回目の痙攣をおこした」「話すことはできない」「排便・排尿がうまくできない」「左目失明のため視野が狭く、障害物に対する恐怖心が大きい」

いわゆる「高次脳機能障害」だ。高次脳機能障害とは、「脳血管障害や変性疾患、頭部外傷などにより、失語、失行、失認、記憶障害、注意障害をきたしている状態」のこと。

「ボクは幸せ」「本当に、ありがとう」

初めて両親とともに貴峰道やってきた拓也さんは19歳。車椅子に乗り、黒いサングラスの左目をさらに長髪で覆い隠し、うつむいた姿勢だった。貴田さんが話しかけても全く反応がなく、無表情だった。

月３回のペースで治療を受けているうちに、彼の表情は明るくなり、理解力も高まった。そして、自分の意思を伝えようと積極的になっていった。同年10月には、「ここはみんな優しい」「ボクは幸せ」と言うようになり、11月には母の和子さんに向かって「本当に、ありがとう」と言ったのだ。

12回の治療を受けた後、拓也さんは再入院することになった。御中鈫療法は中断され、拓也さんの状態は後退した。退院後、親子は再び希望の見えない日々に逆戻りし、ともにうつ状態になった。貴峰道へもやっと月に1回、行く程度だった。

２０１１（平成23）年3月11日、東日本大震災がおきた。４月、和子さんは拓也さんを連れて貴峰道に行き、貴田さんに告げた。

「地震のこと、放射能のこと、そして拓也のことで本当に疲れはててしまいました。拓也を連れて東京から自宅に帰ろうと思います」

すると、貴田さんは帰宅するまで、毎日、貴峰道に治療に通うことを勧めた。

「拓也君の邪氣の量はすごいから、間隔をあけずに治療を受ければ、効果はもっと実感できます」と。

「ボク、毎日、貴峰道に行く！」

自宅に戻る予定だった和子さんは、４月20日、病院で「後遺障害診断書」を作成してもらっていた。それには次のようにある。

「重度の右片麻痺（右上下肢機能全廃）、杖・装具なしでは歩行不可。右目半盲、左目失明。外傷性てんかんはコントロール困難。重度の失語症、単語レベルの発語。理解力は重度障害」

ところが、週2回のペースで御申鈦療法を受けだしてから約1カ月後の5月18日、治療中、その場に居合わせた皆は思わず喜びの声をあげた。拓也さんが初めて「母さん」という言葉を発したのだ。事故から3年1カ月後のことだった。

6月、20歳を迎えた拓也さんは誕生日に宣言した。「ボク、毎日、貴峰道に行く！」と。以後の回復力は以下のように目を見張る。

6月17日、「父さん」と言える。
7月5日、「ボクは宮地拓也です」と発語。
7月7日、貴峰道で装具を着けずに杖歩行（初めて）
7月11日、1〜20まではっきりと数えられる。
7月23日、右手首がぐにゃぐにゃ曲がるようになる。
7月28日、右足の指を上げたり、下げたり、指示どおりにできるように。
9月1日、貴峰道で素足のままフリーハンドで10歩歩く。

9月20日、貴峰道の玄関から初めて杖歩行で入室。椅子に座って治療を受ける。

11月20日、「拓也君、理解力はもう完璧だね」と貴田さんに言われ、「前は、ずっとできなかったけど、今は、わかる。余裕だよ」と拓也さんが発語。

12月9日、完全失明している左眼の治療を貴田さんから受けているとき、「見える」「最高」「きれい」「かっこいい」と言った。

12月24日、ファックス用紙に絵と文字で貴田さんにメッセージ「貴峰道　貴田晞照　愛」を伝える（写真23参照）。

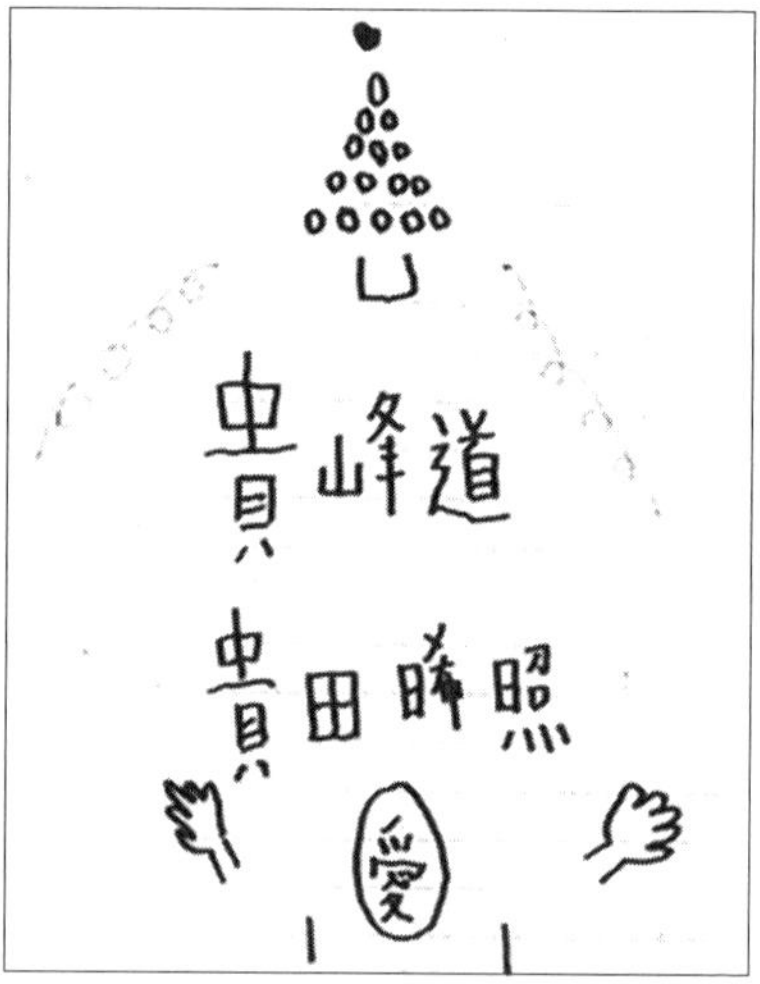

写真23　2011年12月24日に拓也さんが書いた貴田さんへのメッセージ

「御申鈫療法師」の認定書を授与される

拓也さんの目覚ましい「成長」ぶりに、「帰宅までの貴峰道通い」は伸びていく。

２０１２（平成24）年も彼の成長は続く。

３月、自力で治療ベッドに横たわることができるように。治療効果が加速する。歩行がスムーズになり、意思の疎通が完璧に。自分で御申鈫を持ち、自らを治療するようになる。

４月、治療中に手から出ていく邪氣を実感できるようになる。

５月、「御申鈫療法を覚えたい」と貴田さんに意思を伝える。

６月、横断歩道が青のうちに杖を使って自力で渡りきる。

７月、「歩いて地下鉄に乗る」と宣言。杖を使ってホームを自力で歩き一人で電車に乗る。

「完全失明」と言われていた左眼が「常に見えている」ことが拓也さんの言葉で判明。

８月、難病の家族の付き添いで貴峰道に毎週2回来ていた田村初音さん（仮名、80代）の治療をするように。田村さんは２０１１（平成23）年12月に突発性難聴になったことから、両耳がほとんど聞こえなかった。そのため、待合室ではいつもうつむいていた。そんな彼女に拓也さんは「大丈夫？」と声をかけ、以後、田村さんに御申鈫療法をしてあげた。すると、11月ごろ、田村さんの聴力は回復し、長年の肩こりもなくなった。田村さんが拓也さんに「感謝でいっぱい」と伝えると、彼は「ボクじゃないよ、御申鈫だよ」と応えるのだった。田村さんは拓也さんの「患者第1号」となった。

10月、20日に貴峰道から「御申鈫療法師」の認定書を授与される。

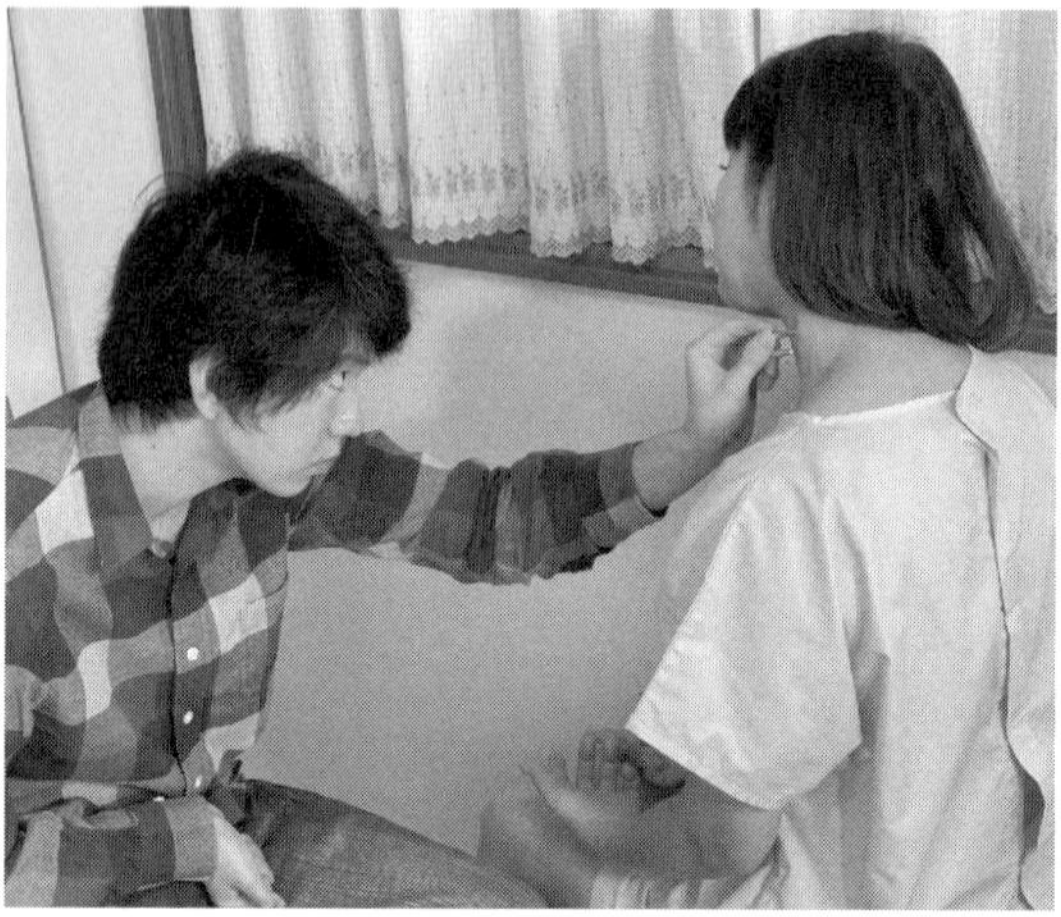
写真24　御申鈫で治療する拓也さん

御申鈫療法「天宮道」をスタート

拓也さんと和子さんが愛知県の自宅に帰ったのは2013（平成25）年9月2日だった。貴峰道に毎日通いだしてから2年2カ月。事故から5年5カ月ぶりの帰宅だった。

すでに御申鈫療法師の認定を受けていた和子さんは拓也さんと二人で、自宅に「天宮道《てんぐうどう》」を開いた。貴田さんは治療用ベッドとマットをプレゼントして新しい門出を祝った。

「天宮道」では、1時間半の治療時間のうち1時間は和子さんが全身の施術を、30分は拓也さんがその人の「つらいところ」を聞いて「仕上げ」の施術をする（写真24）。もちろん、拓也さんが一人で1時間半の施術をするときもある。

拓也さんの行なう御申鈫療法は、「肩を施術しても、全身に氣の流れるのが速い」と患者さんからも好評だ。２０１５（平成27）年にはアトピーの酷い和子さんの友人の息子さんを合計16回施術し、本人が気にならないほどに改善させた。

２０１８（平成30）年4月から、拓也さんはグループホームで暮らしている。そのため、施術の予約があったとき、和子さんがホームに迎えに行き、天宮道で施術を行うというスタイルをとっている。

貴田さんはときどき電話で拓也さんと会話をする。すると、拓也さんは会話の最後に必ず「先生大好き。愛してるよ」と言う。貴田さんも同じように「拓也君大好きだよ。愛してるよ」と返す。

この拓也さんの回復ぶりは、ＴＢＳ番組「テレビ未来遺産　生命38億年スペシャル　最新脳科学ミステリー　人間とは何だ!?」（２０１4年2月放映）でも取り上げられた。貴峰道の「難病症例ＤＶＤ」にも収録されているので、治療を受けた人は見ることが可能だ。

舌がん
1年間に2回再発したがんが御中鈫療法で10年間転移なし

「ステージ2、高分化型の舌がん」と診断される

神奈川県に住む海野祥子さん（仮名、46歳）は貴峰道に通って2021（令和3）年2月で10年目になる。初めて訪れたのは2011（平成23）年2月16日。舌がんと、その転移がんを切除した後、さらに2度目の転移がんが見つかった直後のことだった。

海野さんが舌の違和感を覚えたのは2010（平成22）年2月、36歳のとき。舌の右側の上下に2カ所、白く小さなできものができ、チクチクするような痛みを感じた。「あれ、口内炎かな」と思って市販薬を飲んだり、塗る薬剤を使ったりした。しかし、よくならないばかりか、1カ月過ぎたころから少しずつ硬くなっていった。

「舌炎かな」と思った。食べることが痛くてつらくなった。口腔内用の貼り薬を使ってみたが、まったく効かなかった。できものはしだいに大きくなっていった。

「もしかしたら、がんかもしれない」と、病院の歯科口腔外科を受診した。すると、同年

４月28日、「ステージ2、高分化型の舌がん」と診断された。

「腫瘍を抗がん剤で小さくしてから手術」ということで、抗がん剤ＴＳ―1を服用した。顔に発疹、全身の倦怠感、下痢症状（5分おきにトイレ）などの副作用に悩まされた。しかし、なんとか抗がん剤治療を終えた。そして、6月7日、全身麻酔で舌右側の部分切除手術をした。

1度の御申鉞療法で転移がんが消失

手術から2カ月半後の２０１０（平成22）年8月26日、右側頸部《けいぶ》リンパ節への転移が発覚した。首のリンパに1センチ大と3センチ大、2個のがんがあり、「ステージ３」だった。さらに、甲状腺にも異常が見つかった。それも深刻で石灰化が始まっていた。

確実に命が助かるには手術を急ぐ必要があると、同年10月8日、手術に臨んだ。リンパを除去し甲状腺も右側片方を切除した。

ところが、２０１１（平成23）年2月1日、今度は右頸部リンパの鎖骨付近に10個以上もの大量の転移が見つかったのだ。再び、2月3日から12日まで抗がん剤ＴＳ―1を服用することに。副作用はひどく、水分しか摂れず、身体が悲鳴をあげた。そんな状態の2月

16日、母親に付き添われて貴峰道を訪れ、初めて御申鈫療法を受けたのだ。

「お腹に強烈な痛み」を感じた。後にわかったことだが、その部分には「薬剤性肝機能障害」「真菌性腸炎」「急性腹症」など6つの病名がつく内臓疾患があった。そのため、「邪氣の量が多すぎて腹部が強烈に痛かった」のだ。そして、治療後は「身体が軽くなった」。

2月19日、エコー検査を受けた。すると、「リンパ節へのがんの転移ははっきりしなくなった」と診断された。ただ1度の御申鈫療法で、転移がんが消失したのだ。

うれしい変化は「痛みの実感」

2011（平成23）年3月からは週1回のペースで貴峰道に通った。治療を受けるたびに「身体のうれしい変化」を感じたが、もっともうれしい変化は「痛みの実感」だった。

リンパと甲状腺を切除するとき、神経を切っていたため、海野さんには顔の右下半分から胸にあたりまでまったく感覚がなかった。その部分は、肉体が「鉄板」のような状態で、「鎧を着ているような感覚」だった。担当医には術後、「麻痺は完全には戻らないだろう」と説明されていた。

ところが、その部分に御申鈫が当てられると、患部が痛み、同時に手足や舌の傷口にビリビリした感覚が生じた。邪氣が出ていく感覚がはっきり分かった。

２０１２（平成24）年6月ごろには、ほぼ完全に「鉄板がとれ」、麻痺がなくなった。さらに、「上がることも難しい。耳につくくらいまで上げるのは無理」と医師に言われていた右手も、左手と同様に耳につくまで可動させることができるようになった。

同年、海野さんは、腫瘍マーカーの数値とエコー検査の結果から、担当医に「根治」と診断された。そのときから、現在（２０２１年5月）に至るまで、海野さんは「安心のため」に、最低月2回は御中鈫療法を受け続けている。10年間、がんは再発していない。

重度の非代償性肝硬変
「死」の宣告から復活し、仕事に復帰（口絵③参照）

食道静脈瘤破裂による吐血で緊急入院

大手出版社で営業をしている宮本泰基さん（仮名、59歳）が、食道静脈瘤の破裂による吐血で、緊急入院したのは2008（平成20）年2月、46歳のときだった。内視鏡で止血し、1カ月間入院した。診断名は「アルコール性肝硬変」だった

肝硬変とは、肝細胞が破壊され、代わりに線維細胞（瘢痕《はんこん》組織）が増殖することで、肝臓が硬く縮小し、肝機能が著しく低下した状態。慢性肝疾患の終末像とも言われている。

破壊された肝細胞の働きを残された肝細胞が代償する時期を「代償期」というが、「代償性肝硬変」がさらに進行すると「非代償性肝硬変」となり、治らないと言われている。宮本さんの場合、非代償性肝硬変になっており、肝臓がんになる可能性も高かった。

宮本さんは、退院後も肝機能障害・出血多量の影響で、全身の倦怠感・食欲不振が続き、2年たっても体力は入院前の半分程度までしか回復しなかった。

２０１３（平成25）年、51歳のとき肝臓の中央に1センチ大の腫瘍が発見された。病院ではラジオ波焼灼術《しょうしゃく》が勧められた。しかし、ラジオ波による播種《はんしゅ》や合併症がおこるリスクを考えて断った。そんなとき、妻が相談していた秋山広宣さん（「マヤ鑑定Ⓡ」を確立した第一人者）の紹介で貴峰道を知り、御中鈫療法を受けた。

5回目の治療で腹水がほとんどなくなる

初診日の２０１３（平成25）年12月14日、宮本さんの症状は次のようなものだった。腹水が4〜5リットル溜まっている状態。性ホルモンバランスの崩れによる女性化乳房。手のひらが赤くなる手掌紅斑の症状。食欲はなくご飯は茶碗に半分食べるのがやっと。「とにかく痛かった」。御中鈫を軽く触れただけでも、宮本さんは痛がった。そして、手足からビリビリジンジンと邪氣が大量に出ていくのがわかった。「足の裏でせき止められていたものが一気に流れ出た」。治療後、ご飯を1杯半食べ、夜は数年ぶりに熟睡した。

彼は週2回のペースで治療を続けた。すると、3回目の治療後には、手掌紅斑が消え、尿が大量に出て、腹水で膨れた腹部をへこませることもできるようになった。

5回目の治療後には腹水がほとんどなくなり、6回目の治療日には代々木上原の駅から貴峰道まで徒歩8分の道のりを走ることができた。走ったのは約5年ぶりのことだった。

初診日から1カ月半後の血液検査で、肝機能や腫瘍マーカーの数値は改善していた。

「もうダメです。覚悟してください」と言われ、強行退院

2014（平成26）年4月12日、宮本さんは2度目の食道静脈瘤破裂をおこし吐血した。意識不明のなか、食道に入れたバルーンで圧迫する緊急処置で止血し、一命をとりとめた。貴峰道の初診から1年4カ月後のことだった。良好だった体調に甘え、仕事上のつきあいから毎日のように焼酎を飲んでいたのだ。

3週間入院した。その間、御申鈫療法を中断したため肝硬変の症状は悪化した。利尿剤を服用しても1日500ミリリットルしか尿が出ず、腹水は増加した。仕事は休職した。

同年8月、臨月の妊婦のようなお腹を抱えて腹水治療の専門病院に入院。8月13日に11リットル、12日後の25日に8リットル抜いた。いずれも、腹水濾過濃縮再静注法だった。しかし、また腹水が溜まり始めたため、大きな総合病院に再入院した。強い利尿剤を使っても尿量は増えず、また10リットル溜まった。（口絵③参照）

9月16日、前回と同じ腹水濾過濃縮再静注法で腹水を抜くことになった。しかし、嫌な

予感に襲われた宮本さんは「腹水をとると身体が弱る」という理由で、５リットルだけ抜くように主治医に伝えた。

入院中、彼はリンパ球ＬＹＭＰＨ値（基準値18〜50％）が２まで落ちた。０になれば無菌室でしか生きていられない状況。それにちかい値だ。39℃以上の発熱も続き、肝硬変の意識障害で頭もぼーっとしていた。その状態でも、医師はさらに検査をしようとした。そんな病院から逃げるように、９月27日、「一時退院」というかたちで強行退院した。

退院前、主治医は宮本さんの妻に言った。「今後は腹水も溜まるし、足はもっと浮腫んで死にます。もうダメです。覚悟してください」。

治療再開から８カ月後に仕事復帰

退院から３日後の９月30日、久々に御申鈫療法を受けた。すると、夜から明け方にかけて大量の尿が出て、腹水が減り始めた。熱も下がり始めた。

10月８日からは３日連続で治療を受けた。御申鈫が肝臓の部位に軽く触れただけで、宮本さんは「熱い！　熱い！」と身をよじって逃げるほどの灼熱感にさいなまれた。３日目の10日、彼は夜じゅう爆発的な尿意におそわれ、腹水がほぼ消失した。

その後、治療回数を週3回に増やして禁酒を続けたところ、腹水は溜まらなくなった。数週間後には体力も回復し、腹水や全身の倦怠感もほぼなくなった。治療を再開して半年後には、肝機能の数値もほぼ安定し、倦怠感などの身体症状が完全に消失した。

なぜ、重度の非代償性肝硬変が治ったのか。貴田さんは、次のように言う。

「軽度に線維化した細胞は正常な細胞に再生し、重度に線維化した細胞はアポトーシス（自然死）をおこした。正常な細胞を新生する遺伝子のスイッチがＯＮになり、正常な肝細胞が再生したからだ」

２０１５（平成27）年５月半ば、宮本さんは仕事に復帰した。御申鈫療法再開から８カ月後のことだった。宮本さんは次のように、貴田さんに対する感謝の言葉を述べている。

「御申鈫療法は、治療を受けた人にしか、その効果はわからないと思います。貴田先生の氣の力は本当にすごいです。貴田先生が患部の肝臓に氣を手から放射すると、触れていないのに圧迫感を感じます。私の手から足からビリビリ邪氣が抜けていくのがわかります。今、私が生きてここにいるのは本当に奇跡的なことで、御申鈫療法のおかげです」

２０２１（令和３）年５月、現在も宮本さんは元気で、週２回の御申鈫療法を続けながら、仕事に励んでいる。

重度のアトピー性皮膚炎
1回の御中鈫療法で夫が「どうしたの?!」と驚くほど回復

バリウムを飲んだ夜からアトピーが急激に悪化

アメリカで暮らしていた岡村佳子さん（仮名、55歳）が原因不明のアトピー性皮膚炎になったのは　２０１１（平成23）年半ばのことだった。両手、喉、ふくらはぎに炎症がおこり、一気にアトピー性皮膚炎が広がった。全身がかゆく、眠れない日々が続いた。アメリカで皮膚科の医師にかかると、ステロイド剤を処方された。

２０１２（平成24）年２月、夫の任期満了に伴って夫とともに帰国した。東京に帰ってきたとき、「これ以上薬を使いたくない」と思った岡村さんは、薬の内服も塗布もやめた。手には細かい水泡ができては消えた。全身がかゆくて、浸出液がシーツにへばりついた。それでも耐えた。しかし、「これ以上ひどくなったらどうしよう」という不安から、友人に貴峰道を紹介してもらい、即日、予約を入れた。

３月17日、初めて貴峰道を訪れ、御中鈫療法を受けた。何度か治療を受け、順調に回復

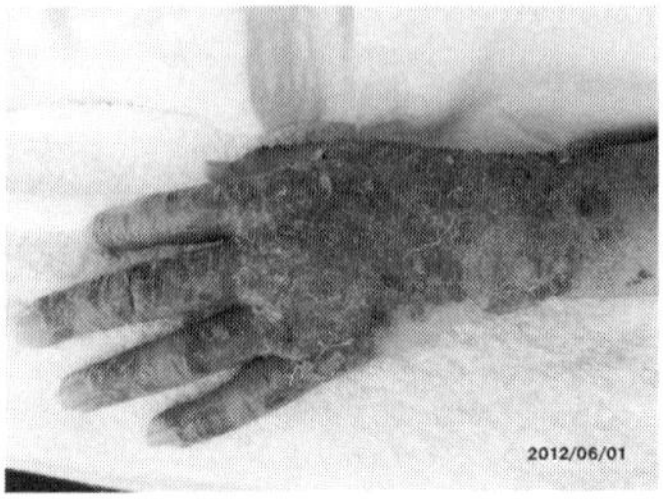

写真25　はじめて貴峰道へ行った日。
2012年6月1日

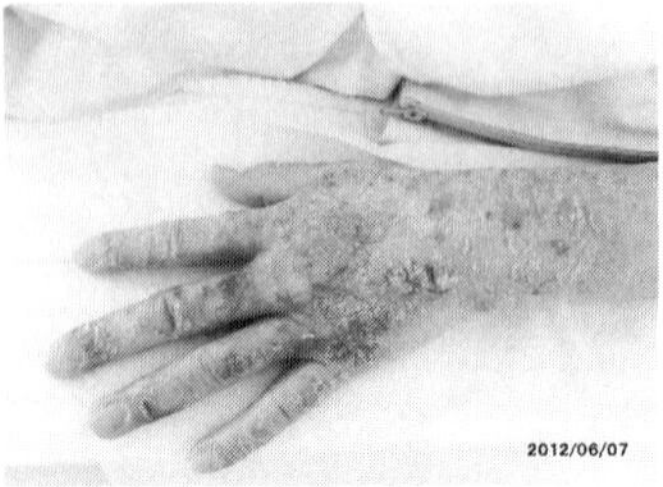

写真26　6日後、8割方治った。
2012年6月7日

していた。御申鈦療法に出会えた安堵感からか、ふと、涙があふれることもあった。

ところが、夫の会社の決まりから、帰任者は家族ともども健康診断を受ける義務があった。岡村さんも人間ドックに入り、バリウムを飲んだ。すると、その夜からアトピー性皮膚炎が一気に悪化した。皮膚は赤くただれ、シーツには浸出液がべっとりとこびりついた。手は水が沁みるため、顔を洗うことも、家事をすることもいっさいできなくなった。痛くて、涙が止まらなかった。

6日で8割方治り、2カ月できれいな皮膚に

6月1日、貴報道に行った。そのときの左手の状態が写真25だ。手は赤くただれてかさぶただらけ。その手に貴田さんは御申鈦を当て、御手の払いで邪氣をとり続けた。すると、1回の治療で5割方回復した。自宅に戻ると、あま

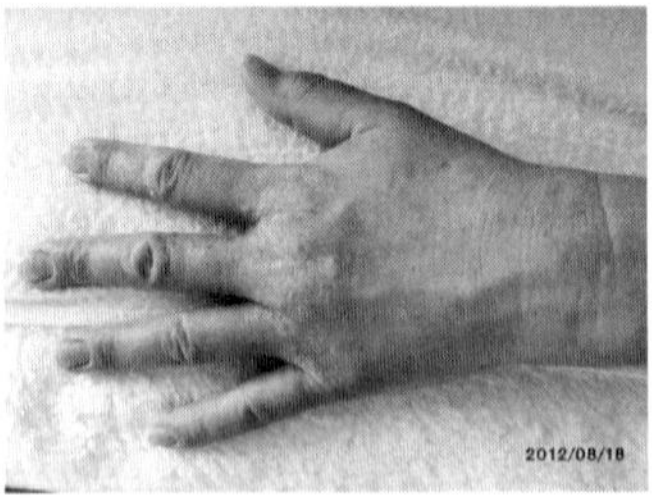

写真 28　２カ月後。元に戻った岡村さんの左手　2012 年 8 月 18 日

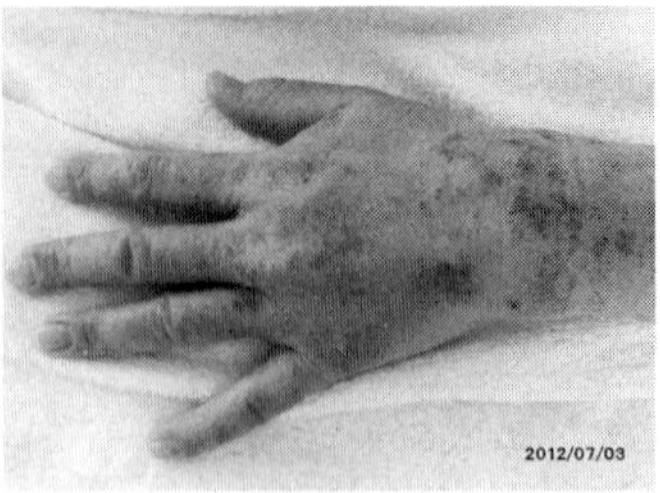

写真 27　１カ月後。９割方治った。2012 年 7 月 3 日

りの急激な回復に、夫は「どうしたの?!」と思わず目をむいた。それほど、誰もが驚くほどの回復ぶりだった。

治療を重ねるごとに、皮膚は乾燥し、薄紙をはぐように日に日に回復していった。

６日後の６月７日には８割方が治り（写真26）、１カ月後の７月３日にはほぼ９割方治った（写真27）。

そして、２カ月後の８月18日には元のきれい皮膚に戻った（写真28）。

わずか２カ月あまりで重篤なアトピー性皮膚炎を治した貴田さんと御中鈫療法に、岡村さんは夫ともども驚愕《きょうがく》し、感動した。

全身、御中鈫療法で健康体になった岡村さんだが、アトピー性皮膚炎が治った後も、定期的に御中鈫療法を受け続け、体調管理を行なっている。

パニック障害・うつ病
17年間一人で乗れなかった電車に1回の御中鈫療法後一人で乗れるように

広場恐怖症で、一人で出歩くのが怖い

千葉県で旅館業を営む小山田幸さん（仮名、67歳）が、「パニック障害」「うつ病」と診断されたのは１９９８（平成10）年10月だった。

パニック障害とは、「パニック発作」「予期不安」「広場恐怖」を３大症状とする病気で、約１００人に一人が発症すると言われている。パニック発作では、突然訪れる恐怖やつよい不安によって、動悸・めまい・呼吸困難などが現れる。

小山田さんが貴峰道に関する本を読んで、貴峰道に来たのは２０１５（平成27）年11月。それまでの17年間、精神科のクリニックに通い、「メイラックス」（抗不安剤）、「ルボックス」（抗うつ剤）、「ドグマチール」（抗うつ剤）などを服用してきた。

人込みを歩くとフラフラし、吐き気もつよかった。広場恐怖症で、一人で出歩くのが怖く、車の運転もトンネルなどがあると声を上げそうになるほどの恐怖感にさいなまれた。

２０１１（平成23）年からはうつ症状も強くなっていた。しかし、担当医に調子のわる

いことを話せば薬の量が増えるばかりで、思い悩んでいた。そんな状態で貴峰道に来た小山田さんの願いは、「一人で、どこへも行けるようになりたい」というものだった。

2回目からは電車を乗り継ぎ一人で通院

初診日、小山田さんは一人で電車に乗るのが怖かったため、夫の車で千葉県から貴峰道にやってきた。ところが、御中鈫療法を受けた後の2回目は、一人で来れた。千葉県から特急で東京駅に行き、そこから中央線と小田急線を乗り継いで代々木上原駅まで。そして、一人で歩いて貴峰道に来たのだ。

「私のような症状の者が、ここまで一人で来れただけでも奇跡だと思います」

御中鈫療法を受ける前は、夜中に、3時ごろ必ず起きて、冷や汗が出ていた。しかし、治療を受けだしてからは朝7時まで、ぐっすり眠ることができるようになった。外食も、一人でするのは怖かったが、落ち着いてゆっくりと食べることができるようになった。

御中鈫療法を受けるたびに精神的な辛さが薄らぎ、緊張感もなくなっていった。

今では、一人ですんなりと電車に乗り、途中具合がわるくなることもなく、貴峰道に通院できている。17年間、彼女の苦しむ姿を見ていた夫は、結婚35周年の記念に御中鈫を贈った。

高血圧による脳内出血
6回目の御申鈫療法でスパイラルが滑れるように

トイレで転倒し、救急車で搬送、入院

神奈川県に住むフィギュアスケート講師の大川優さん（仮名、85歳）が転倒したのは、2018（平成30）年3月1日早朝のことだった。トイレで立とうとしたら左足にまったく力が入らず転倒し、救急車で病院に運ばれ、そのまま入院した。原因は、高血圧による脳内出血だった。

7月8日に退院し、リハビリを続けていた。しかし、左足の出がわるく、柔軟性に欠けていた。そのため、知人の医師の紹介で8月28日、貴峰道を訪れた。初めて御申鈫療法を受けたその夜、これまでにないほど尿のでる勢いが強く、大量にでた。また、退院後、パジャマのズボンを立ったままはくことができなかったが、その夜はそれができた。

翌29日。家から一人で電車に乗って貴峰道に来た。その際、それまでは信号を渡るとき、どんなに一生懸命に歩いても、渡り終えたときには信号が点滅していた。しかしこの日は、一生懸命に歩かなくても点滅前に信号を渡り終えることができた。

治療後には、左足を曲げて立ちバランスをとるのが、前日よりもよくできた。前日はベッドに手をつけたくなったが、この日は、手を離したままできた。

ちなみに、大川さんは20代のころ、全日本フィギュアスケート選手権大会（男子シングル）で優勝したこともある人だ。

脳からの命令系統がつながるようになった

８月31日。４回目の御申鈫療法を受けた後、病院に検査に行った。すると理学療法士から「リハビリは卒業ですね」と言われた。神経内科の医師からも「神経の心配はいらなくなった。脳からの命令系統がつながるようになった」と言われた。スポーツトレーナーも「左右の差がなくなって、生活に支障はないですね。後はご自分でやってください」と。

御申鈫療法後、できるようになったことは、次のように多い。

○リンクの上で初心者のようにヨチヨチ歩きだったのが、スイスイ滑《すべ》れるようになった。
○階段を降りるとき、ガクッとならなくなり、電車を待つときも普通に立っていられる。
○片足で左に体重をかけられるようになった。
○もも・ふくらはぎが、ほとんど同じ筋量に戻った。

○サイドステップが上体もまっすぐなまま、左右同じに滑らかにできるようになった。途中、膝を曲げることもできる。

そのほか、1年ほど前からガサガサで薬を塗っていたかかとがツルツルになった。

記憶力テストで16枚中13枚を記憶

9月2日（5回目の御中鈫療法後）、スケートをした。すると、アウトエッジ（歯の外側）に乗ることができ、左右同じように大きく動くことができた。「とても6カ月前に脳の病気をした人とは思えない」と、周りの人にびっくりされた。

9月18日（6回目の治療後）には、スケート靴を履いて「歩く」という意識をもたずに歩けるようになり、前にも後ろにも自然に滑れるようになった。そして、スパイラル（片足を後方に伸ばし上げた姿勢）という難しい技もできた。

1カ月後の10月17日には、リンクで2時間滑っても疲れることがないほど、体力が回復した。11月7日には7時間歩くことができ、翌8日には代々木上原駅から貴峰道までの道を6分ちょっと（過去最速記録）で来ることができた。

大川さんが驚いたのが、御中鈫療法の「脳への効果」だった。12月、運転免許の更新を受けるための講習会で、記憶力をはかるテストがあった。16枚の絵を見て、何枚、記憶できたかをみるものだ。以前は、５枚のうち３枚しか記憶できなかった。しかし、そのときは16枚中13枚を記憶できた。さらに、家に帰っても思い出すことができ、16枚の絵の順番まで合っていた。試験の点数は90点以上で、講師の先生にも驚かれた。

御中鈫療法を受けることで脳細胞が活性化し、記憶力が向上したのだろう。

大川さんは貴田さんに「本当にありがとう」と感謝するとともに、定期的に御中鈫療法を受け続けている。現在85歳の大川さんだが、５日間続けて氷の上に６時間居られるほどの体力を保持している。

心不全

1・5倍に肥大した心臓が御申鈫療法11回で正常に

「息苦しい」「横になると息ができない」

「息苦しい」「かなり意識しないと息が吸えない」。東京都に住む中山真一さん（仮名、52歳）が呼吸困難を感じ始めたのは2018（平成30）年9月半ば過ぎからだった。元々、高血圧と糖尿病の持病があったため、10月10日、かかりつけ病院の糖尿内科で腹部のエコー（超音波）検査を行なった。「特に問題なし」だったが、息苦しさは引き続き感じていた。

10月30日、足首とふくらはぎがひどく浮腫んで象の足のようになっているのに気づき、11月5日には「横になると息ができない（仰向けに寝られない）」状態になった。

翌11月6日、病院に行き、胸のレントゲンと心電図をとった。すると、「心不全」と診断された。心臓が約1・5倍に肥大し、肺には水が溜まっていた（写真29）。「命に関わるから」と、担当医に緊急入院を勧められた。

しかし、「今日は家に帰って妻に相談します」と断った。すると、「いつ死亡してもおかしくないので、念書を書いてから帰ってください」と言われ、念書にサインして帰宅した。

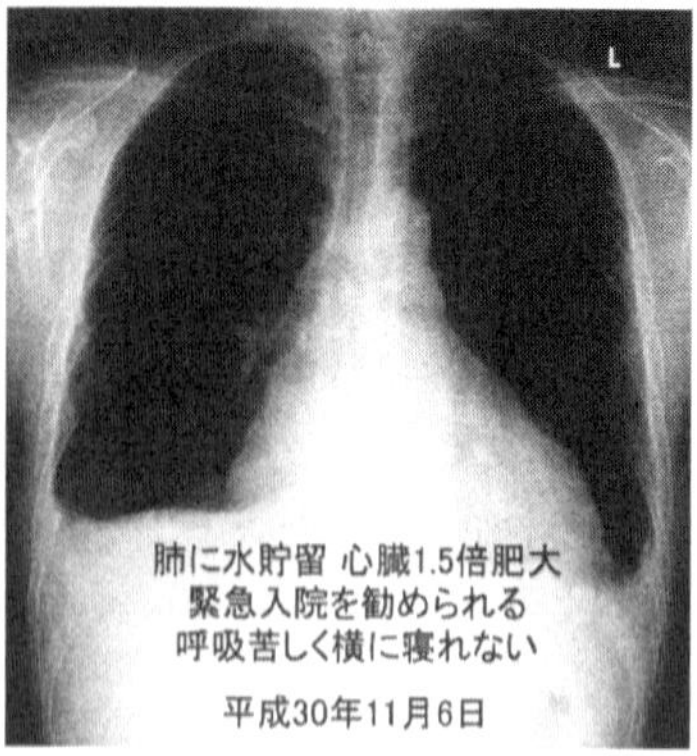

写真 29　肺に水が溜まり、心臓は 1.5 倍に
2018 年 11 月 6 日

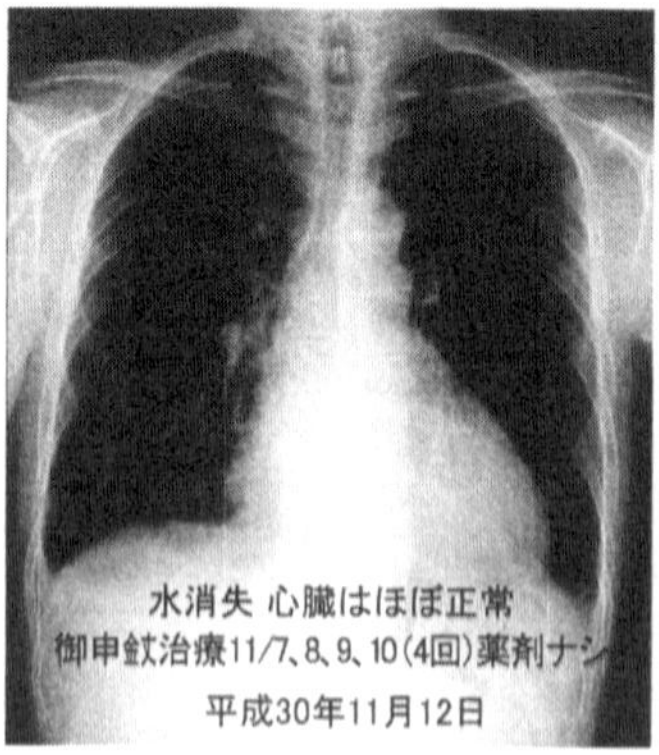

写真 30　水が消え、心臓はほぼ正常な大きさに
2018 年 11 月 12 日

４回目の御申鈥療法後、心臓はほぼ正常な大きさに

翌11月7日、真一さんは妻・敏子さん（仮名）の強い勧めで貴峰道を訪れ、御申鈥療法を受けた。すると、５日・６日の２日間、仰向けで寝ることができず「座って寝ていた」のが、15分間の治療で仰向けになることができた。息ができるので、そのまま30分間治療を受けた。呼吸が深くなり、苦しさも改善した。その夜は、仰向けでしっかり眠れた。

11月８日、病院で検査をすると「肺の水が減っている」ことを伝えられた。同日、２回目の御申鈥療法を受けた。翌日、体重を量ると４・５キログラム減っていた。足の浮腫みが改善し、肺の水が減った結果だった。

11月9日、10日も連続して治療を受けた。すると、11月12日、レントゲン検査で肺の水がすべて消え、心臓もほぼ正常な大きさになっていることがわかった（写真30）。

11月27日、中山さんは冠動脈造影による心臓カテーテル検査を受けた。すると、中央・左冠動脈に3カ所の閉塞があることが判明。「悪くなることはあっても良くなることはない」「手術しかない」と主治医に言われた。

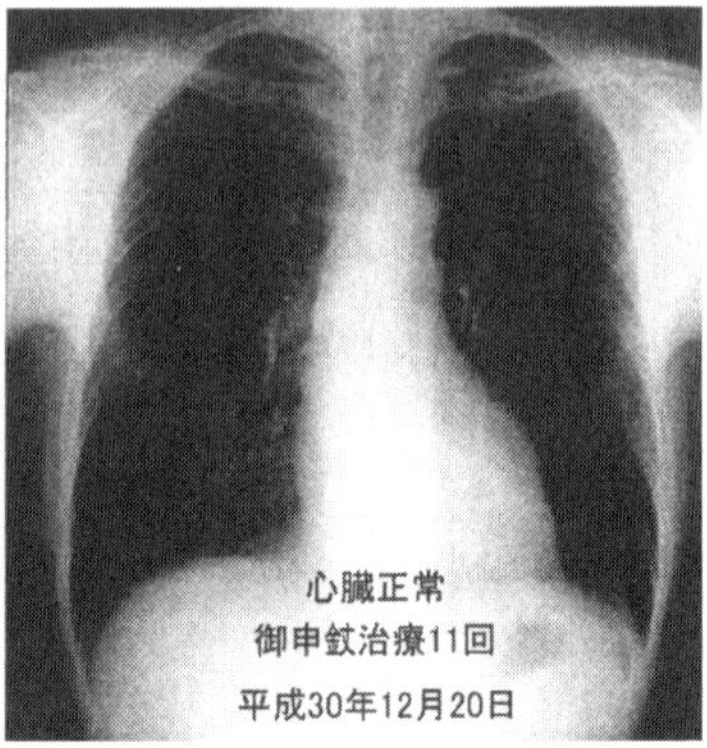

写真31　心臓の大きさは正常に
2018年12月20日

しかし、手術はせず、御申鉱療法を続けた。すると、11回目の治療後、12月20日には心臓の大きさが正常に戻っていた（写真31）。

2019（平成31）年2月1日には、主治医から「仕事復帰の許可」がでた。

現在（2021年6月）、中山さんはフルタイムで元気に働いている。

無線ＬＡＮ環境下における心臓痛・息苦しさ
一度の御申鈫療法で「胸の痛み」「動悸」が改善

１日８時間オンラインで授業

２０２０（令和２）年３月以降、新型コロナウイルスの感染拡大が続くなか、教育カウンセラーの高橋珠江さん（仮名、60歳）が行なう授業はすべてオンラインになった。無線ＬＡＮ環境下のもと、１日、６時間の授業をｚｏｏｍ（会議などをオンラインで開催するためのアプリ）で行なうようになった。同年９月、10月にはさらにｚｏｏｍを使う時間が増え、午前中４時間、午後４時間の授業をオンラインでこなした。

無線ＬＡＮ環境下での仕事が増えるにつれ、高橋さんは「胸が痛い」「胸が苦しい」「動悸がする」「息ができない」などの症状に悩まされるようになった。

同年12月、「胸が痛い」と病院を受診した。エコー（超音波）検査で心臓を調べたが、特にわるいところは見つからなかった。しかし、体調はどんどん悪化し、息をするのも苦しい状態に。彼女は貴峰道の御申鈫療法に助けを求めた。

「激しい動悸」「胸痛」が即時に改善

貴峰道を訪れる前日、高橋さんは耐え難い胸の痛みから、仕事を休んで寝ていた。

当日の朝、彼女は息をするのも絶え絶えで、顔色もわるかった。貴峰道に必死の思いでたどり着き、貴田さんから御申鈫療法を受けた。すると、御申鈫療法を受けた直後にパッと胸の痛みがとれ、動悸もまったくなくなった。

「回復の早さはありえない凄さで、嬉しく、有り難かった」と高橋さん。

自宅に戻ると、仕事から帰宅した娘が彼女の様子を見て、「入院すると思っていたのに、どうしたの?! なんで、元気になれたの？」と、目を見張った。

これまでも、彼女はひどいアレルギーになったときなど、御申鈫療法で救われてきた。しかし、今回の「激しい動悸」「胸の痛み」「息をするのも苦しい」状態が1度の御申鈫療法で著しく改善した事実に、高橋さんは「改めて御申鈫療法の凄さに感激した」と言う。

コロナ禍が続く現在、貴峰道には「心臓の痛み」「うつ」などで治療に訪れる人が多い。無線ＬＡＮの長時間使用で、電磁放射線の被ばく量が増え、多くの邪氣がたまっているせいだろう。このような時代にこそ、欠かせないのが御申鈫療法だと思わざるを得ない。

非小細胞がん・脳や胸椎への転移がん・髄膜炎
施術後、２週間でなかった便が大量にでて、体温も上がる

「余命半年」「打つ手はない」

あと２日で２０２０（令和２）年の診療も終わりという12月24日、貴峰道に駆け込んだ夫婦がいた。東京都でビルメンテナンス・リフォームの会社を経営する中村賢治さん（仮名、60歳）と妻の瞳さん（仮名、39歳）だ。賢治さんは主治医から「余命半年」「打つ手はない」と言われていた。

賢治さんは瞳さんに車椅子を押されて、治療室に入った。足はむくみ、痙攣《けいれん》していた。2週間前から足が不自由になり、１週間前からまったく歩けなくなったという。

賢治さんが初めてがんになったのは２０１４（平成26）年。ステージ４の「非小細胞がん」（肺の組織内にがん細胞が認められる疾患）が発見され、同年12月1日に、がん専門病院で右肺上葉部切除の手術を受けた。それ以降、症状は安定していた。

２０２０年2月、肺炎にかかり、８カ月間、肺炎に特化した治療のみを行った。そのためか、同年8月25日、脳にがん（３カ所）が転移しているのがわかり、ガンマナイフ治療

（ガンマ線を用いて脳病巣を切りとるような治療）を行なった。

同年11月24日、こんどは第3胸椎と第4胸椎にがんが転移していることがＰＥＴ（陽電子放出断層撮影）検査で判明。そのため、11月30日から10日間病院に入院して、12月11日まで放射線照射治療を行なった。その後、「痺れがひどい」「眠気がつよい」「ぼーっとする」などの症状から髄膜炎だろうと診断され、「余命半年」「打つ手なし」と告げられた。

「将来に希望が湧いてきた」

御中鈫療法を受けた後、賢治さんは「頭と背中がスッキリ」したと感動。動かなかった右足の足首と指先は曲がるようになり、膝を立てられるまでになった。ピクリとも動かなった左足も少し動き出した。そして、施術から1時間後には、2週間でなかった便が大量にでた。1週間前から36・2度だった体温も36・6度や37度に上がった。

年末から新年にかけて、賢治さんは「脳にもやがかかった感じ」になり、主治医から「意識レベル低下」「発語障害」と診断された。しかし、御中鈫療法を毎日受けることで、「脳がスッキリ」「意識がハッキリ」してきた。２０２１（令和3）年1月12日には、「意識障害・発語障害に関しては改善している」と診断された。

御中鈦療法を受けることで、「希望をもって年が越せた」「将来に希望が湧いてきた」という賢治さん。余命宣告から４カ月が過ぎた現在（４月現在）、彼は仕事をしながら、貴峰道に通っている。体温も36・６度を保持し、便意も順調だ。

第8章　御申鈫療法はどのようにできたのか

誰でもが名医と呼ばれるほどの高い病治しができる治療法

貴田さんは37歳で氣がでるようになったが、それまで貴田さんは氣に対する興味はまったくなく、氣を実感することさえもなかった。しかし、東洋医学の世界にある純金の棒「鍉鍼《ていしん》」を使えば、もっと誰でもが大変高い病治しができると「直覚」した。

「直覚」とは、「推理や考察によらず、瞬間的に物事の本質をさとること」。日本画家の千住博さんが貴田さんの感性を表現して使った言葉だ。

鍉鍼とは、身体に鍼が刺さることを嫌がる患者に対して用いられるもので、棒の細い先端でツボを刺激するもの。東洋医学の治療家のあいだでは「効果があまりない」と言われていた。

すぐに取り寄せて使ってみると、そのことが実感できた。

「氣の力と独自の手法によって、氣が純金の棒『御中鈫』の先から勢いよくでる」と確信した。そして、「これは医学的知識や経験がなくても、誰でもが名医と呼ばれるほどの高い病治しができる治療法だ」と直覚した。

御中鈫療法の誕生だった。現在の御中鈫は、何度も改良してできあがった「最良の形の御中鉉」という。

それ以来、貴田さんは氣による病治し一筋の人生となった。

「鍼とマッサージ」を手放す

御中鉉療法を開発するまで、貴田さんの行なっていた治療は、鍼とマッサージ。東京鍼灸柔整専門学校（現・東京医療専門学校）を卒業して以来、26歳から鍼灸師として治療に当たってきた。鍼灸師としての腕は高く、「鍼の名手」とまで評価されていた。しかし、氣が出始めてからはそれらの技を微塵の迷いもなく全て手放した。

「御中鉉療法を世に広め、後世に遺すためには、鍼やマッサージを併用していては、どちらで効果がでているかわからないから」だ。

氣の力だけで治療を始め、氣の療法「御中鉉療法」を世界に広めようと決めたとき、貴田さんが心に決めたことがあった。次の３点だ。

○人を不安にさせる言葉を言わない

○利を求めない

○組織を大きくしない

大峯山・修験道由来の「貴峰道」

治療院にしては珍しい名前の「貴峰道」。どのような意味をもっているのだろうか。貴田さんによると、「貴峰道」の「貴」は貴田の「貴」、「峰」は大峯山の「峰」、「道」は修験道の「道」ということだ。

「大峯山」とは、「修験道」とは、何なのか。

修験道とは、山岳信仰と仏教が混淆《こんこう》した神仏習合の宗教。修験道の行者は「山伏」と呼ばれ、日本各地の霊峰を修行の場とし、山へこもって厳しい修行を行なう。そして、山岳修行の実践によって身体に宿る力とされる「験力《げんりき》」を得て、「衆生の救済をめざす」という実践的な宗教だ。

大峯山は、紀伊半島の中央部、北は吉野から南は熊野に至る大峯山塊の総称。約1300年前、修験道の開祖と言われる役行者《えんのぎょうじゃ》（役小角《えんのおづぬ》、634〜701年伝）が開いた修験道発祥の地で、修験道の聖地と言われている。

なかでも、大峯山の主峰・山上ヶ岳（1719メートル）は修験道の「根本道場」としての威容を誇っている。「日本3大荒行」の一・「西の覗き」（絶壁から逆さ吊りにされる）

などの修行場が有名だ。山頂には、我が国最高所に建つ世界遺産・国重要文化財の寺・大峰山寺がある。戸開期間は5月３日～９月23日までだ。

２００４（平成16）年には、大峯山を含む「紀伊山地の霊場と参詣道」が、ユネスコの世界遺産に登録されている。ちなみに、大峯山は現在も女人禁止の「女人結界門」が生きている唯一の場所だ。

「貴峰道」という名前は、貴田さんが大峯山で修験道の修行を行ない、そこで授かった験力（氣）で病治しを行なっていく、ということを表明した名前といえる。

大峯山修験道の最高位「正大先達」に

貴田さんが初めて大峯山に行ったのは１９９１（平成３）年6月、40歳のときだ。当時、習っていた地唄舞の師匠である吉村流の理事・吉村ゆきそのさんに言われた一言からだった。

「貴田君、大峯山に行った方がいいんじゃないの」

それまで大峯山に行ったことはなかったが、ゆきそのさんが紹介してくれた修験道「紀ノ川講」代表の大先達・平岡武史さんに先達してもらい、初めて大峯山に足を踏み入れた。

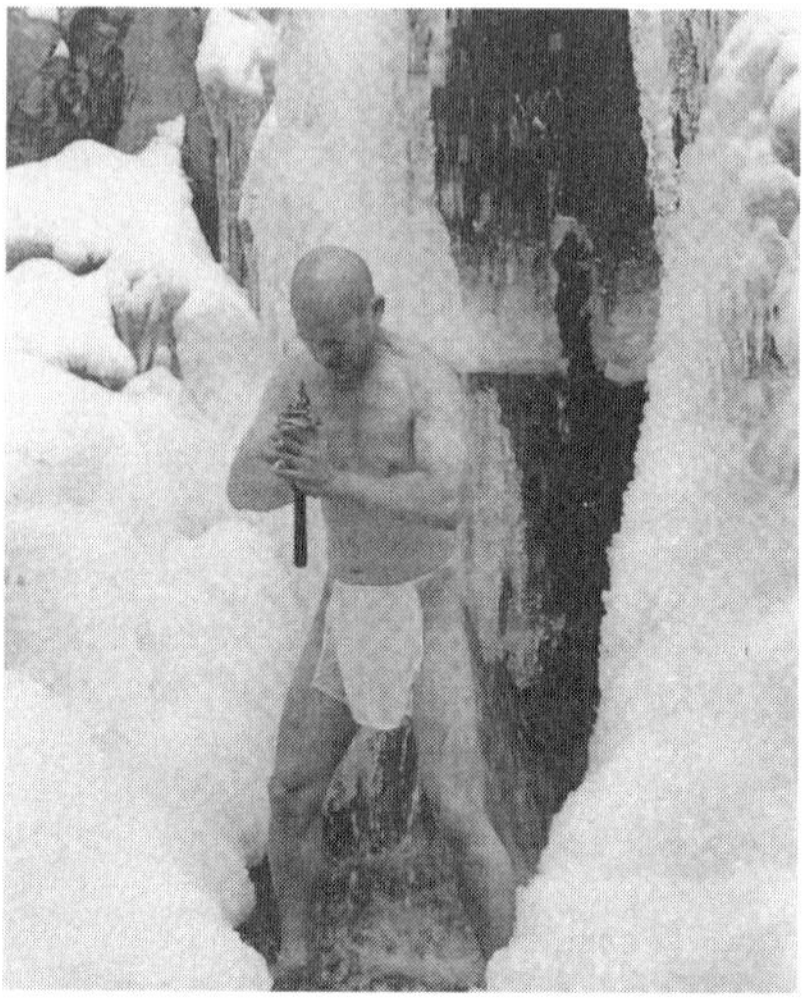

写真32　極寒のなか龍王の滝に打たれ「万人の病平癒・万病平癒」を祈る貴田さん

以来、一人で大峯山に入り、修験道の修行を積んできた。「懺悔、懺悔、六根清浄」と唱えながら登っていると、不思議と肉体の重さが消失し、飛ぶような足運びとなった。そして、手から氣がますます出始めた。「痛みを即時的にとり、炎症がすみやかに鎮まり、不治の病にも効果をだせるようになった」という。

毎年、節分のときには大峯山に参拝し、凍てつく極寒のなかでも大峯山の麓にある真言宗醍醐《だいご》派大本山・龍泉寺にある「龍王の滝」に打たれ、「万人の病平癒・万病平癒」を祈ってきた（写真32参照）。

２０１４（平成26）年10月12日、貴田さんは八大龍王大祭で龍泉寺の岡田悦雄住職から大峯山修験道の最高位「正大先達」を八大龍王堂の中で授与された。節分でのひたむきな寒行と「治療効果のありえない高さ」が評価されたのではないかと貴田さんは言う。

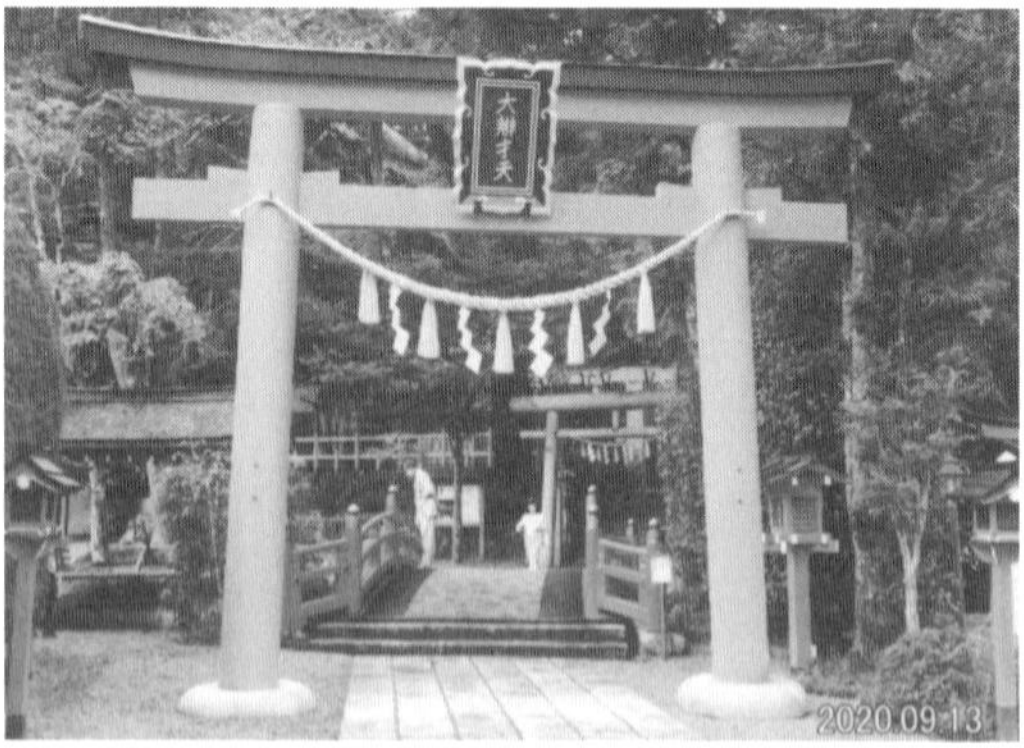

写真33　大峯本宮天河大辨財天社の鳥居
（著者撮影）

御申鈫の作り方

「御申鈫」はどのように作られるのだろうか。

氣を込める前の純金の棒は、日本を代表する金工職人が作っている。完成された純金の棒は、財務省造幣局が行なっている貴金属製品の品位試験を受け、合格後に品位の証明記号（日の丸の国旗と999のマーク）が打刻され、貴田さんの元へ届けられる。

この純金の棒を「御申鈫」にするために、貴田さんは純金の棒を持参して、大峯山に向かう。

まず、大峯修験道を守護する神社、日本三大弁財天の一である「大峯本宮天河大辨財天社（天河神社）」（写真33参照）に赴く。御神殿が開扉されると、本殿に祀《まつ》られている本尊・八臂《はっぴ》辨財天の前に純金の棒を安置し、神主に有り難い祝詞をあげてもらい、お祓い・入魂を受ける。

次に、車で20分ほど上がったところにある龍泉寺に赴き、本堂にある本尊・弥勒菩薩《みろくぼさつ》の前に純金の棒を置き、住職が行なう気迫のこもった護摩行《ごまぎょう》に参加する。護摩行とは、真言密教の秘法で、護摩木（願いごとが書かれた特別な木）を焚き、経を唱えながら本尊に祈りを捧げるもの。その際、貴田さんは一心不乱に般若心経を唱え、本尊に万人の病平癒を祈願する。

その後、龍泉寺にある「龍王の滝」に打たれながら、「万人の病平癒、万病平癒」を一心に祈り、純金の棒を滝に打たせる。その際、「大峯山の氣をいただき、純金の棒に氣の力を込める」。

大峯山参拝後は、貴峰道で「御申鈫」の刻印を打ち込む。その一連の作業を経て、初めて患者さんに渡す「御申鈫」となる。

御申鈫は、「御申鈫療法を自身で体験し、同療法を学びたいと望む人」に求められたときにのみ販売している。現在は、「正大」（120万円＋税）、「大」（80万円＋税）、「小」（50万円＋税）の3種類が販売されている。

一方、貴田さんは、「手は第二の御申鈫」と言い、「御申鈫を持たなくても邪氣を抜くことはできる」として、素手で邪氣を抜く方法（ビリビリジンジン体操）も指導している（143頁参照）。

麻痺した右手で御申鈫を拾う

２００３（平成15）年、貴田さんの氣の質が格段に高まる事件がおきた。

１９８８（昭和63）年から「氣の療法」である御申鈫療法を行なってきた彼は、１９９４（平成６）年に「日本貴峰道協会」を設立した。

著書も３冊出し、御申鈫療法も「知る人ぞ知る」ものになっていた。そして、何よりも松本元博士からは「御申鈫療法は日本の宝であり、人類を救う」とまで称讃されていた。そんな２００３（平成15）年４月、身体を横にすることも、食事をとることも、話すこともできない状態になった。後にわかったことだが、殺人未遂犯の手によって毎日、お茶の中に毒物が入れられていたのだ。

しだいに視野が狭くなり、右半分が見えない状態となり、手足にもつれが出始めた。徐々に簡単な計算もできなくなり、漢字も書けず、時間の感覚も不明になった。そんな脳障害の症状が日々悪化しているとき、御申鈫の申し込みがあった。

そのとき、職人が作った純金の棒はあったが、御申鈫にするためには、龍王の滝に打たれ、純金の棒に大峯山の氣を込める必要があった。そのため、６月８日、死を賭して大峯山の龍泉寺に行き、６月の勢いのある龍王の滝に打たれながら、「貴田晞照心願成就、万人の病平癒、万病平癒」と、凄まじい気迫で一心不乱に祈り、大峯山の氣を込めた。ところが、容器に入っている御串鈫を滝に打たせたとき、手が麻痺していたので容器ごと滝の真下に落としてしまった。

落とした御串鈫を滝に打たれながら、麻痺した右手でひとつ一つ時間をかけて拾い集めた。その日は一泊する予定だったが、あまりの体調悪化に、泊まらずに東京へ戻った。この判断が貴田さんの命を救うことになった。

「氣の質」が格段に上がる

6月11日午前零時半、タクシーで国立病院東京医療センターの夜間救急に駆け込んだ。「左脳の後方に約5センチの大きな影がある」と緊急入院に。脳神経外科の斎藤良一医師が主治医となり、MRIを撮った（写真34参照）。

その結果、脳膿瘍《のうのうよう》の可能性があり、一刻を争うということで、13日に手術をすることに。主治医の説明によると、脳膿瘍は脳腫瘍よりも危険な病気で、脳に菌が入って膿《うみ》が生じ、急速に脳障害が広がり死に至る病気。「手術が成功しても、合併症のリスクが高く、手術後の死亡率は4~5割。目が見えない、計算ができないなどの脳障害は残る可能性があ

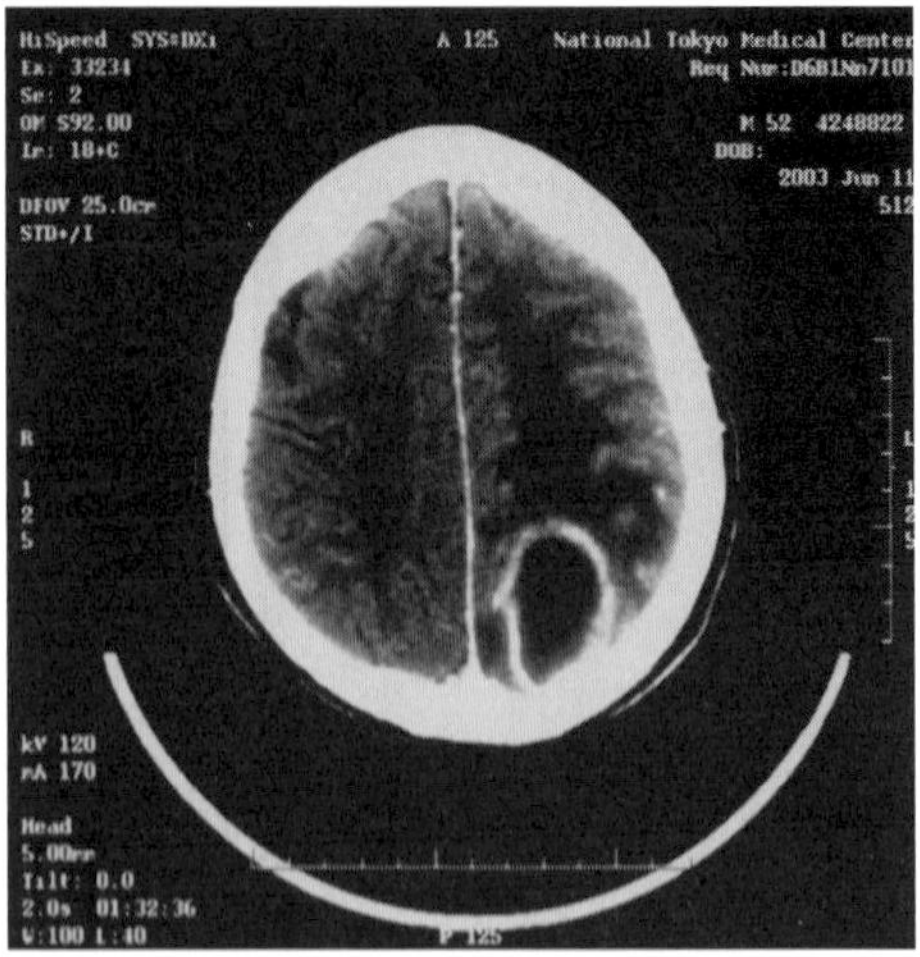
写真34　2003年6月11日に撮った貴田さんの脳のMRＩ画像。右下の丸い部分が脳膿瘍

る」ということだった。

約４時間の手術の結果、やはり脳膿瘍だった。開頭手術をしたため不穏症状で暴れる可能性があると言われたが、御申鈫で治療したことで、暴れることもなかった。常に自分で御申鈫療法を行なうことで、手術後、一度の頭痛もなく、発熱もなかった。視野以外の脳障害は全て消え、回復した。7月26日には退院し、9月30日には仕事に復帰することができた。

貴田さんは「命が助かったのは斎藤先生の手術と抗生剤のおかげ。脳機能の回復と薬の副作用がでなかったのは御申鈫のおかげ」と、回想する。２０１７（平成29）年には右の視野も回復した。

特記すべきは、命を落としかねない瀕死状態の滝行で、純金の棒へ氣を込めた後、貴田さんの「氣の質」が格段に上がったことだ。それは、「難病やＡＬＳなど、不治の病の症例で実証されている。しかし、あらゆる病を治せるわけではけっしてない」と貴田さんは言う。

「施無畏の印」は病治しの氣を出す形?!

貴峰道の応接室に安置されているのは、奈良県・新薬師寺の「香薬師如来立像（以下、香薬師）」（白鳳仏）の複製（写真35参照）。この像の右手は「施無畏《せむい》の印」を結んでいる。

「施無畏」とは仏教用語で、「仏が衆生《しゅじょう》の種々の畏怖の心をとり除いて安心させ救済すること」。「印」は「印相《いんぞう》」ともいい、手で示すジェスチャーによって宗教的理念を象徴的に表現するもの。「施無畏の印」とは、右手を上げて掌を前に向けた印（印相）で、相手の恐れをとり去る形。

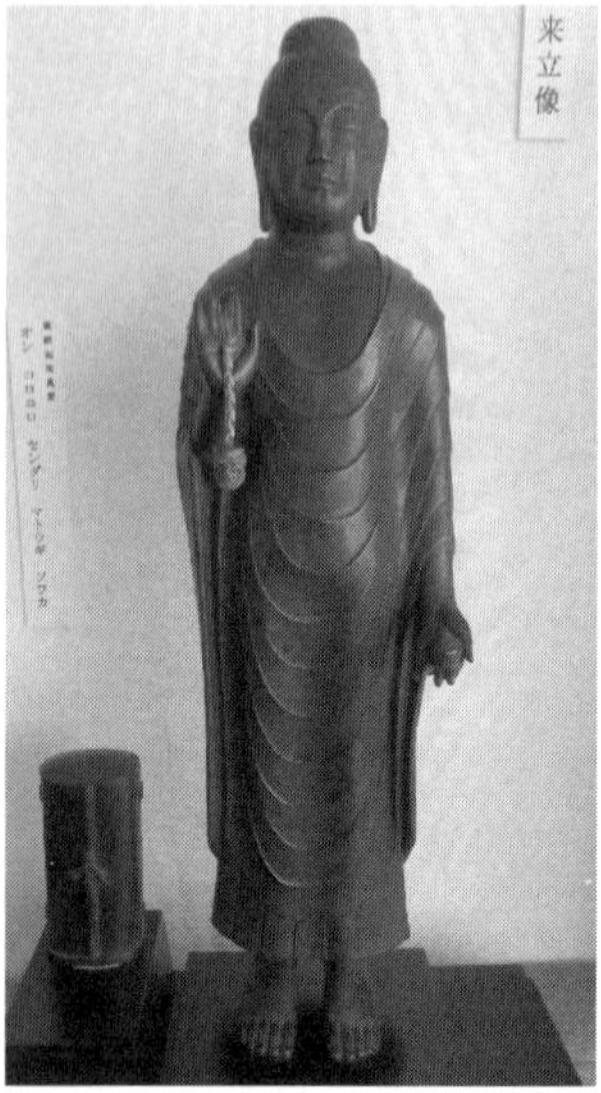

写真35　貴峰道の「香薬師如来立像」の複製（著者撮影）

貴峰道にある香薬師右手の「施無畏の印」は、第三指（中指）を少し

深く曲げ、第四指（薬指）をわずかに曲げた形だ。この形は、期せずして貴田さんが氣をだしている右手の形とまったく同じだった。彼は氣が出始めた37歳のときから、治療をするときこの形で氣をだしていた。施無畏の印のことを知らないときから、施無畏の印の形で氣をだして治療していたのだ。

ところで、貴峰道にある香薬師の複製には「右手」が付いている。しかし、本物の香薬師の右手は１９４３（昭和18）年に盗難に遭って以来、その行方はまったくわからなかった。それを73年ぶりに「直覚」で見つけだしたのが貴田さんだった。

３度の盗難に遭った香薬師

香薬師の複製が貴田さんの元にやってきたのは、２０１３（平成25）年６月のことだった。作者は鋳造作家の齋藤明さん（１９２０〜２０１３年）。彼が人間国宝に認定された１９９３（平成５）年直後に鋳造したものだ。渋谷の東急デパート本店で、無形文化財選定保存技術保持者の能面や仏像・彫刻を扱う美術商をしていた二村詔之《のりゆき》さんから購入した。白鳳仏の香薬師は、飛鳥時代の後期、白鳳時代（７世紀後半〜８世紀初頭）に作られたもので、高さ約73センチメートルの金銅仏。白鳳仏の代表的傑作と言われ、国宝中の国宝とまで言われた仏像だ。

聖武天皇の妻・光明皇后（７０１～７６０年、藤原不比等の娘で藤原安宿媛《ふじわらのあすかべひめ》）の念持仏（日常念持し礼拝する仏像）だった。光明皇后は、「悲田院」や「施薬院」設けて窮民を救った日本における社会福祉活動の先駆者でもある。

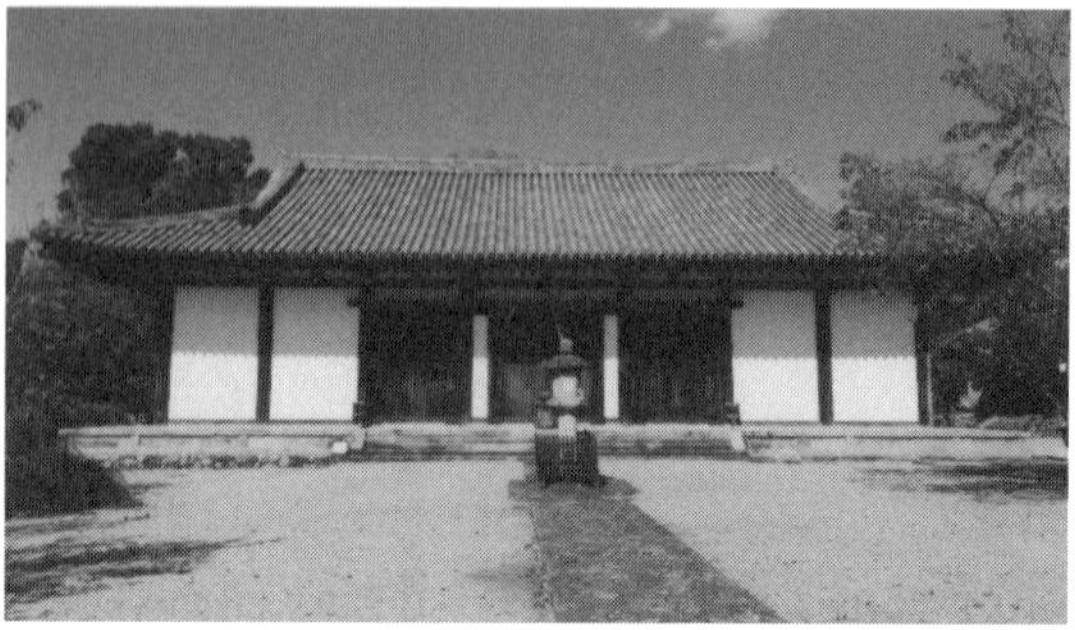

写真36　奈良県にある新薬師寺本堂（著者撮影）

その光明皇后が夫の病気平癒を祈り、７４７（天平19）年に創建したのが新薬師寺だった。香薬師は新薬師寺ができたときから新薬師寺に安置されてきた（写真36参照）。ところが、香薬師は１８９０（明治23）年、１９１１（明治44）年、１９４３（昭和18年）年と3度の盗難に遭い、本体は現在も行方不明のままだ。

しかし、右手は3回目の盗難の際、本体から離れ落ちて一時奈良署に保管されていた。その後、新薬師寺に戻されたと推察されるが、その後は行方不明になっていた。

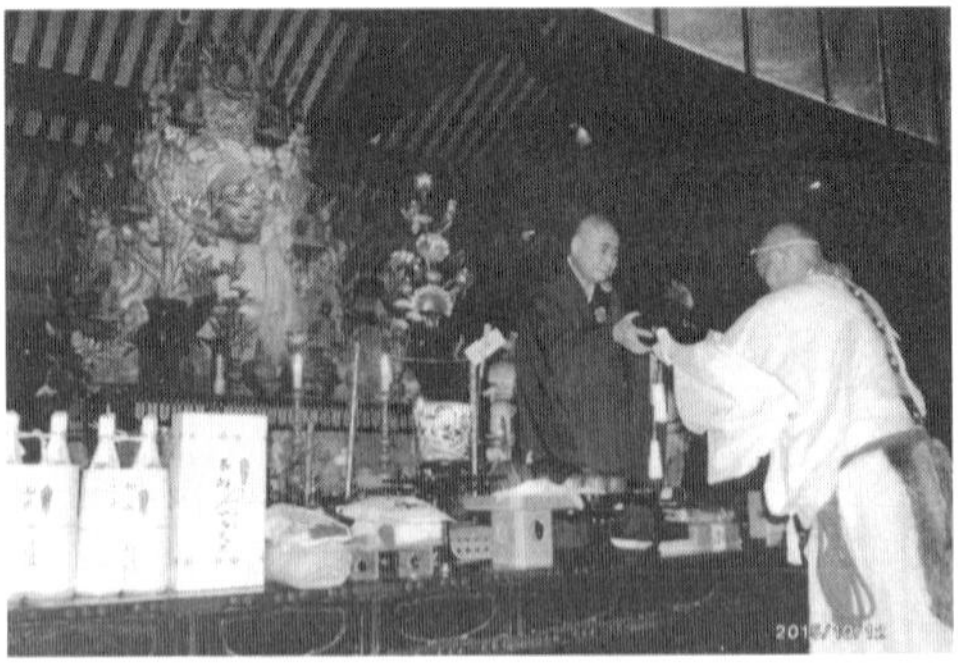

写真 37　「香薬師の右手」を新薬師寺の中田住職に手渡す貴田さん

「右手」を探しだし新薬師寺に

「右手は東慶寺（鎌倉市）にある」。貴田さんが直覚から断言した。東慶寺から貴田さんが右手を受けとり、新薬師寺へ戻したのは２０１５（平成27）年10月12日。香薬師の複製が貴峰道にきてから2年4カ月後のことだった。

当日は、修験道の正式装束を身につけた貴田さんが新薬師寺を訪れ、中田定観住職に手渡した（写真37参照）。73年もの間失われていた香薬師の「右手」が戻った瞬間だった。

この本物の「右手」（写真38参照）を貴峰道で見た日本画家の千住博さんは「美しい、本当に美しい。この手は生きている」と、賛美を惜しまなかったという。現在、「右手」は奈良国立博物館で展示中だ。この香薬師の右手をめぐる一連の経緯は『香薬師の右手』（講談社）に詳しく書かれている。

貴田さんによると、未だ行方不明になっている香

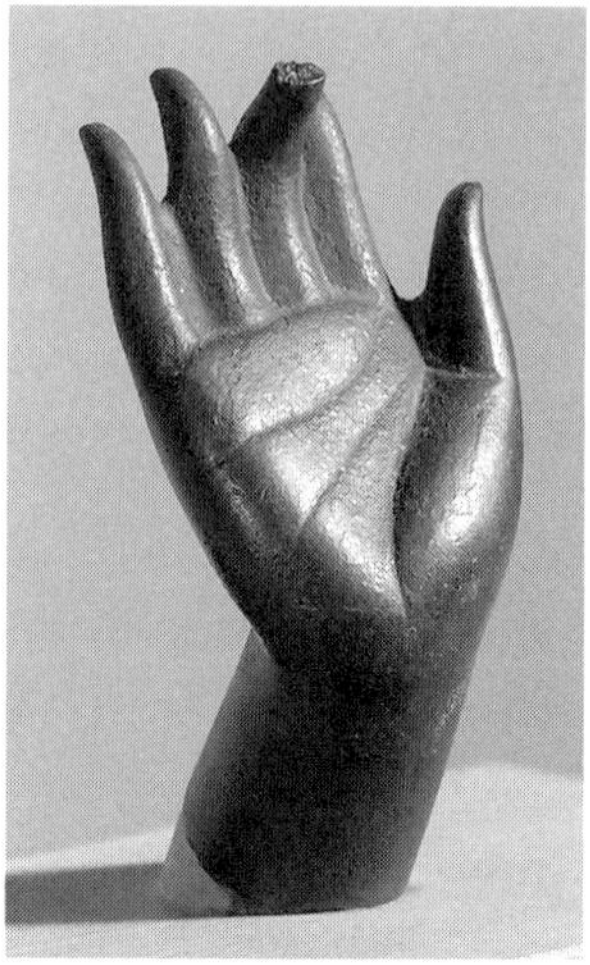

写真38　香薬師像の右手
（高さ8.5cm）

薬師の本体も「直覚」からどこにあるか、その場所はわかっているという。

ところで、貴田さんに香薬師の複製を斡旋した二村詔之さんの竹馬の友に、現在弁護士をしている熊崎勝彦さん（78歳）がいる。熊崎さんは東京地検特捜部長、最高検察庁公安部長、第13代日本プロ野球コミッショナーなどを歴任してきた人物だ。特捜部時代には、金丸信元自民党副総裁の脱税事件（1993年）や、大蔵省接待汚職事件（1998年）など多くの事件捜査に当たり解決してきた。

その熊崎さんが二村さんの紹介で初めて貴田さんに会ったとき、「貴田先生は正義感溢れるいい顔をしているね。立ち居振る舞いもとてもいいね」と、彼を評した。長年厳しい世界で多くの人間を見てきた熊崎さん。「山岳修行で得た験力を衆生のために尽す」という修験道の本分を愚直に実践してきた貴田さんの本質を瞬時に見抜き、的確に表現したのであろう。

第９章　氣の療法を世界に

日本を代表する脳科学者が貴峰道へ

「脳というエンジンをもっともよく働かせるガソリンが『情』であり、脳にとって最大の価値・活性化のもとは『愛』である」と説いた名著『愛は脳を活性化する』。この本は1996（平成8）年に書かれてから判を重ね、2018（平成30）年には24刷りとなったロングセラーだ。

著者は松本元博士（1940～2003年）。日本を代表する脳科学者で、日本生物物理学会の会長でもあった。松本博士の功績のなかで有名なのは、それまで「人工飼育が不可能な唯一の動物」と言われていたヤリイカの人工飼育に世界で初めて（1975年）成功したことだ。ヤリイカは神経細胞が巨大なため観察しやすく、神経細胞の研究に欠かせない生物だった。

また、晩年は理化学研究所脳科学総合研究センターでグループディレクターとして、「脳型コンピュータ」の開発を手がけていた。脳型コンピュータとは、「プログラムを自動的に形成し、さらに、どんなプログラムを形成するかというプログラムの目的と価値をコンピュータ自身が設定・判断するコンピュータ」（『愛は脳を活性化する』より）

この松本博士が自身の病気・肝硬変がきっかけで貴峰道を訪れたのは２０００（平成12）年３月22日のことだった。

御申鈥療法の革新性、革命性

御申鈥療法を受けて肝硬変の症状が劇的に回復した松本博士は、「御申鈥療法を研究すれば、科学のパラダイムが変わる。その研究が私のライフワークである」というほど、御申鈥療法の価値を認めた。

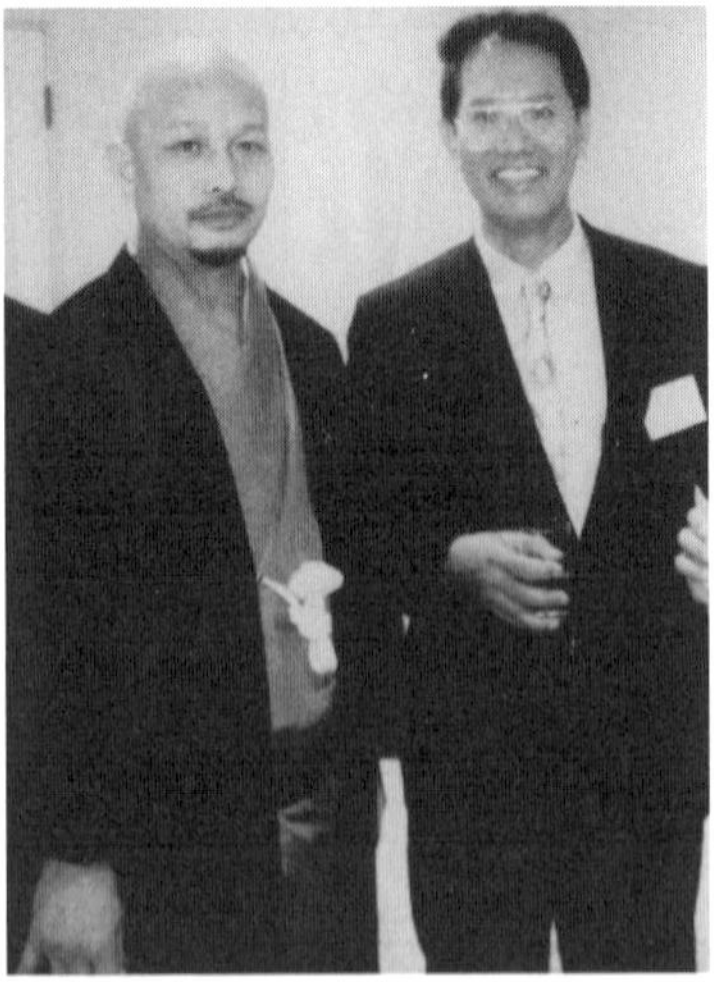

写真 39　松本元博士（右）と貴田さん。『超医療 御申鈥』の出版記念パーティにて（2001 年 6 月、青山）

そして、貴田さんの著書『超医療御申鈥』（扶桑社・２００1年刊）に、「御申鈥療法と気の流れ——何故、御申鈥療法があらゆる病を改善するのか」という論文を特別寄稿している。（写真39参照）

そのなかで、松本博士は御申鈥療法の革新性、革命性について次の２点をあげている。

1、脳を含む身体全系の内的環境を保つ、恒常性維持機能としての視点から、上皮細胞層の重要性を示唆し、そのことを医療の足場にしている点。

2、生命・生存に関する新しい科学（開放系の科学）を発展させる大きな柱の一つになる点。（新しい開放系の科学では、生物が物質・エネルギーと情報の流れを維持すれば、生命は自らの仕組みによって維持されるということが明らかになる）

そして、松本博士は、上皮細胞層の重要性について次のように考察している。

「上皮細胞は、身体内の恒常性維持にとって、外界変化の最前線にあって働く。上皮細胞層の活性維持が、内皮細胞の機能を正常化し、これによって器官機能の動作も正常化するということが考えられる。

逆に、器官機能の不調、すなわち病気の起因は、上皮細胞層を正せば、内皮細胞が正常化し、これによって、器官や細胞が逐次的に正常化する。従って、上皮細胞の機能失調を取り除き活性化させることが、あらゆる病を改善に導く基点であり、かなめであると考えられる」

金の金属的特性が極性の不ぞろいを正し上皮細胞層を活性化

御中鈫療法に関する論文の結論は、次のように書かれている。
「御中鈫療法は、気の流れの滞りを取り除くことによって、生体の自己再生を促す。本療法は、気の流れの中で最も根源的である、外環境と身体を区別する皮膚の角質上皮細胞層を刺激し、その滞りを取り除くので、あらゆる身体器官の働きを最も根底から整えるものである」

そして、「何がこの気の流れを滞らせるのか、気の流れの実体が何なのか、どのような機序で気の流れの実体が働いて身体機能が正常化するのか、などについての詳細な研究解明は、今後の課題である」としている。

御中鈫療法が純金の棒を使う点に関しても、「金の金属的特性が極性の不ぞろいを正し、上皮細胞層を活性化している」と語っている（「超医療『気』の流れが病を治す」産経新聞２００１年６月21日付記事）。

「錆びない金属である金に皮膚のバリア回復能力がある」ことは、日本における皮膚科学の第一人者である傳田光洋さん（明治大学先端数理科学インスティテュート研究員）も以下のように認めている。

「(皮膚は)金属に触れても、バリア回復が促進されました。これは、金属の自由電子が皮膚側に移行するため、皮膚表面が負の電位を帯びたためです。ただしこの場合には、金属表面に酸化皮膜がないこと、簡単に言えば錆びていないことが前提です。そのため錆びない金属である金には常にバリア回復能力があります」(『皮膚感覚と人間のこころ』傳田光洋著・新潮選書)

「生体にとっての皮膚の重要性」を示唆した松本博士

傳田さんの著書によると、傳田さんに「生体にとっての皮膚の重要性」を初めて示唆したのが、松本元博士だったという。その背景には、松本博士が「個体の境界である皮膚が、環境との情報やエネルギーのやりとりを行なっている」と考えていたからだった。松本博士は、「環境に接する境界に情報やエネルギーの流れを制御する機能がある」という「シンプルな、それでいて本質的な生命観」をもっていたという(前出書)。

松本博士は傳田さんとの共同研究まで考えていたが、2003(平成15)年、特発性細菌性腹膜炎で逝去したことで、叶わなかった。御申鈫療法の科学的解明もそこでストップされた。

皮膚には全身や神経系にシグナルを発信する機能がある

博士の死から18年。その間、傳田さんが注目した皮膚に関する研究はどこまで進んだのだろうか。

「表皮は可視光のみならず、紫外線から赤外線まで感知できます。音については耳の限界、二万ヘルツを超えた超音波まで感知できます。分子の識別についても、これからそのリストが増えていくでしょう。表皮はさらに大気圧を感じ、酸素濃度を感知し、地球の磁場程度の弱い磁気も感知し、電場にも応答します。

表皮内部での情報処理の過程では、トンネル現象のような量子力学的な現象も起きているので、素粒子に関する情報も感知できると考えられます。地表に降り注ぐ宇宙線に含まれる未知の素粒子、あるいは重力波など、最近やっと物理学者が存在を確認し始めた物理現象も表皮が感知している可能性もあります」（『皮膚はすごい』傳田光洋著・岩波書店）

「皮膚には様々な外部環境の情報を感知するシステムがあり、さらにはその情報を処理し、全身や神経系にシグナルを発信する機能があることがわかってき」た。（『皮膚感覚と人間のこころ』傳田光洋著・新潮選書）

傳田さんは、「研究の進展に伴い、松本博士の予言の正しさを確認することになりまし

た」と記している。(前出書)

我が国の全人類に対する責務

松本元博士が御申鈫療法を評して遺した次の言葉は、今も同療法の真価を照らし続けている。

「御申鈫療法が貴田晞照先生によって開発されたことは、日本人として極めて誇りに思うと共に、科学的解明によってこの手法をさらに高め、世界人類の福祉に役立てるようにすることが、我が国の全人類に対する責務であろう」

「御申鈫療法の効果は、時と共にますます確実な事実として普及し、本物だけが発する確かな輝きを発しながら、万人に生きる勇気と励ましを与えるであろうことは疑いがない」

ちなみに、ソフトバンク創業者取締役の孫正義さんは『ソフトバンク新30年のビジョン』(SoftBank Creative)のなかで松本博士を次のように評価している。「松本さんは、生きていらしたらノーベル賞を受賞すべき人物だと私は思います」

そして貴田さんは、「心からご尊敬申しあげる松本元博士に本書を捧げたい」と言う。

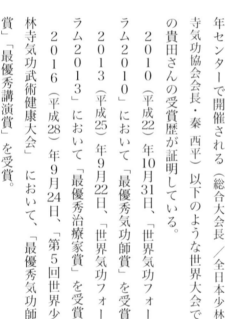

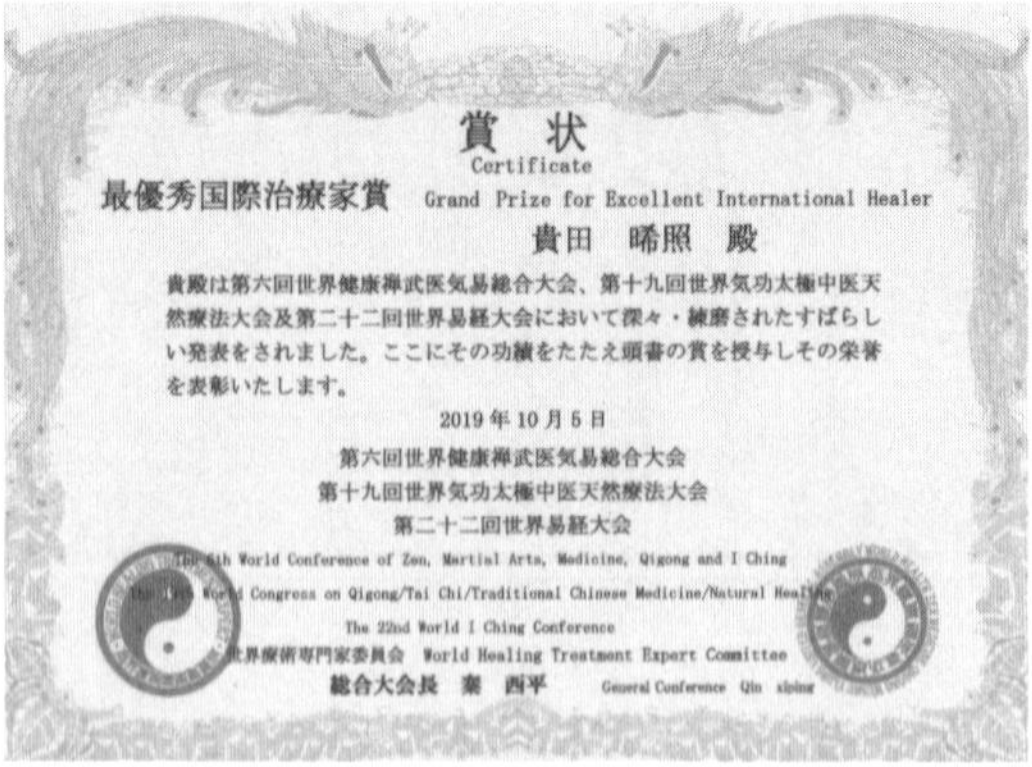
賞状
Certificate
最優秀国際治療家賞　Grand Prize for Excellent International Healer
貴田　晞照　殿
貴殿は第六回世界健康禅武医気易総合大会、第十九回世界気功太極中医天然療法大会及第二十二回世界易経大会において深々・練磨されたすばらしい発表をされました。ここにその功績をたたえ頭書の賞を授与しその栄誉を表彰いたします。
2019年10月5日
第六回世界健康禅武医気易総合大会
第十九回世界気功太極中医天然療法大会
第二十二回世界易経大会
World Conference of Zen, Martial Arts, Medicine, Qigong and I Ching
Congress on Qigong/Tai Chi/Traditional Chinese Medicine/Natural
The 22nd World I Ching Conference
世界療術専門家委員会　World Healing Treatment Expert Committee
総合大会長　秦　西平　General Conference Qin xiping

写真40　2019年に貴田さんが受賞した「最優秀国際治療家賞」の賞状

最優秀国際治療家賞を受賞

日本国内ではなかなか理解されにくい「氣の療法」としての御申鈦療法だが、氣の専門家たちの間ではすでに高く評価され続けている。

それは、３年に一度、国立オリンピック記念青少年センターで開催される（総合大会長／全日本少林寺気功協会会長・秦 西平）以下のような世界大会での貴田さんの受賞歴が証明している。

２０１０（平成22）年10月31日、「世界気功フォーラム２０１０」において「最優秀気功師賞」を受賞。

２０１３（平成25）年９月22日、「世界気功フォーラム２０１３」において「最優秀治療家賞」を受賞。

２０１６（平成28）年９月24日、「第５回世界少林寺気功武術健康大会」において、「最優秀気功師賞」「最優秀講演賞」を受賞。

2019(令和元)年10月5日、「第6回世界健康禅武医気易総合大会」「第19回世界気功太極中医天然療法大会」「第22回世界易経大会」において「最優秀国際治療家賞」を受賞(写真40参照)。

いずれも、貴田さんが治療してきた難病やALSなど不治の病に対する際立った治療効果が高く評価されてのことだ。

2019年の発表テーマ(論文タイトル)は、「難治性疾患に対する御申鈫療法の効果――非代償性肝硬変、拡張型心筋症、筋萎縮性側索硬化症の3症例」。(非代償性肝硬変は第6章・筋萎縮性側索硬化症は第4章参照)

現代医学では治療法がないとされる不治の疾患(上記3疾患)が、御申鈫療法により改善、完治した特異な症例を紹介した後、貴田さんが強調したのは、次のことだった。

「不治の病気治療には、氣の流れの停滞・邪氣をとり除き自然治癒力を高める氣の力だけではなく、遺伝子のスイッチに働きかける氣の質こそが大事である」

「生命の本質は氣の流れであり、氣の流れの停止が生命の死である」

「医療において、『不可逆性・進行性の病が治った』という結果は、これらの病に苦しむ人々にとって重要であると考える。今後、治療効果の科学的なメカニズムが解明されるこ

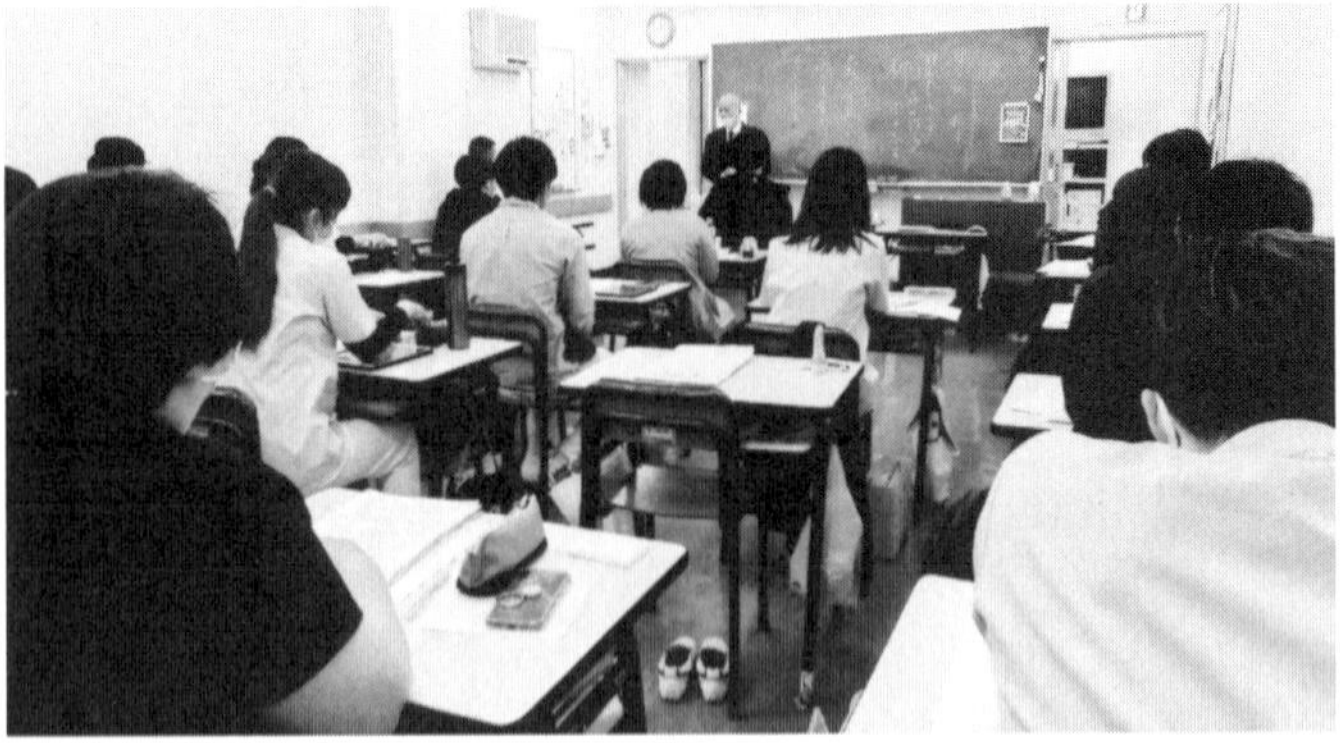

写真41　東京医療専門学校における貴田さんの特別講義の様子
（著者撮影）

とが期待される」

氣の世界から病の本質を明らかにし、万人を名医に！

2021（令和3）年1月25日、東京医療専門学校で貴田さんの特別講義が行なわれた。同校は1926（昭和元）年創立の伝統校。貴田さんの母校（当時・東京鍼灸柔整専門学校）でもある。講義のタイトルは「氣の世界から病の本質を明らかにし、万人を名医に！」（写真41参照）。

2006（平成18）年から16年間にわたって年に1度、同じタイトルで3時間の講演が行なわれている。当日の対象は、「鍼灸マッサージ教員養成科」1年生の25人。

同校には、「鍼灸マッサージ科」「鍼灸科」「柔道整復科」があるが、「鍼灸マッサージ教員養成科」は「鍼灸マッサージ科」で3年間学び、国家資格をすでにもっている人が入学するところ。1年生といえども、すでに付属の施術院で働いている人もいれば、他の治療院で働いている人もいる。年齢も20代から60代とまちまちだ。

貴田さんは「邪氣が病の本質である」と持論を展開した後、御中鍼療法で改善・完治した多くの難病やALSの症例をDVDで紹介した。

重度のアトピー性皮膚炎、小脳変性症、直腸がんからの腹膜はしゅ、肺がん（ステージ4）、スキルス性胃がん、乳がん、肝細胞がん、非代償性肝硬変、重症頭部損傷による高次脳機能障害、筋萎縮性側索硬化症（ALS）などなど。

「邪氣を祓えば病は治る！」を実証

講義の後半は実習だ。参加者全員に御中鍼療法を体験してもらう。貴峰道から参加した4人の御中鍼療法師も参加して、25人全員を施術する（写真42参照）。「鼻がつまっている」「腰が痛い」「花粉症だ」「頭が重い」など、どの人も何かしらの不調を抱えている。その気になる部分を御中鍼で施術してもらう。なかには「ちょっと持たせて」と、自分で御中鍼を持ち、その重さを確認する人も。
「万病一邪」「邪氣を払えば病は治る！」
貴田さんはそう板書した後、「御申鍼療法は氣の世界から病の本質を明らかにし、『邪氣を払えば病は治る！』ことを実証しているのだ」と語った。そして、「皆さん、知ったのですから浮き輪を投げてください」と訴えた。

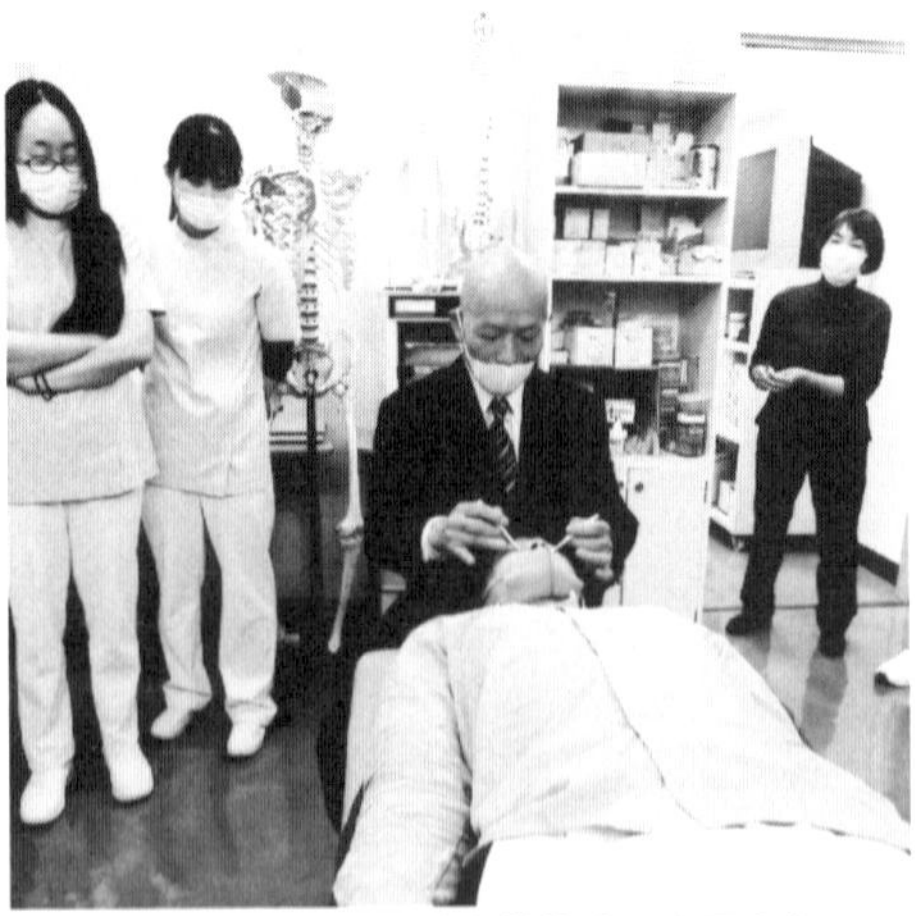

写真42　実習で学生を施術する貴田さん
（著者撮影）

「御申鍼を持っていなくても、邪氣を祓えば病が治る世界を知ったのだから、そのことを自分だけのうちに秘めるのではなく、広く人に伝え、病に苦しむ人たちの助けになってほしい。そのために、貴峰道の扉はいつでも開かれている」と。

御申鍼療法のタネは地道に、毎年蒔かれ続けている。いずれ、そのタネが世界中に飛び散り、「御申鍼」が「GOSINJO」となって万人を救う日がくるだろう。

おわりに（取材中に感じたことのあれこれ）

大峯山行き

貴峰道を2回目に訪れた２０２０（令和2）年9月3日、ふと耳にしたのが貴田さんの「大峯山行き」だった。9月13日から1泊2日で行くという。「もしかして、飛び入り参加も可能か」と聞いてみた。すると、「大丈夫だ」という。貴田さんは急遽、宿に追加予約をしてくれた。そして、参加者中、唯一の女性だった私のために、自らの個室を譲ってくれた。

そのときは本書を書く予定もなく、単なる好奇心からの参加だった。大峯山には行ったことがなく、宿泊場所の洞川温泉にも行ったことがなかった。そのため、行ってみたかった。なにより、前の仕事の影響から「滝行をしてみたい」と思っていたところだったので、ぜひ、参加したかった。

そのときは知らなかったが、その大峯山行きは貴田さんが「御申鈫を作る」ための旅でもあった。私は期せずして、貴田さんによる「御申鈫の作り方」を間近で見ることができた。それは、本書の第8章を書くうえでとても参考になった。天河神社も龍泉寺も訪問後に調べて、どういう場所かを知った。本書の執筆を決意したのは、滝行に参加した後の9月26日だった。

氣の力を見る

初めて御申鈫療法を受けたときは、ひたすら痛かった。しかし、施術後、身体が軽く爽やかになる感じがした。邪氣の存在は感じとれなかった。「これが邪氣か」とわかったのは3回目の施術のときだった。両手の周りにもやもやしたものを感じた。その後からは、貴田さんの施術を見ているだけで氣を感じ、腕と手がジンジンすることが増えた。

貴田さんの「氣の力」を初めて見たのは、第49代日本ライト級チャンピオンであった嶋田雄大さんが貴峰道を訪れたとき。２０２０（令和２）年12月2日だった。治療を終えた嶋田さんが目を閉じて立った。

貴田さんは嶋田さんに向き合い、両手で不動根本印をむすび、静かに真言を唱えた。すると、両足を踏みしめた嶋田さんの身体が前後に揺れ動いた。また、嶋田さんに背を向けるかたちで貴田さんが立ち、同様にした。そのときも、嶋田さんの身体は前方後方に傾いた。立っている嶋田さんは、具体的に押されたり、引っ張られたりする力を感じ、倒れないように踏ん張っているという。

氣は感じることはできても、見ることはできないと思っていた。しかし、プロボクサーの身体が前傾後傾して揺れるというかたちで、貴田さんの氣の力を見ることができた。貴重な瞬間だった。氣とは何か。改めて、自分なりに探求すべき世界の扉を前にした気がした。

ALSの皆さんの治療に立ち合わせていただく

2020（令和2）年9月から2021（令和3）年5月までの間、貴峰道で20人足らずのALSの人に会った。皆それぞれ、家庭の事情も仕事もさまざまで、一人として同じ状況の人はいなかった。それぞれが大変な思いを抱えているにも関わらず、みな心優しく、付き添いの家族の方々も親切に、私にドラマがつまったお話を聞かせてくれた。

何度かお会いしているうちに、治療を見せてもらえるようになり、ときには御申鉱療法師の見習いのように実際に身体を施術させていただいた。素人の私が行っても、誰からもクレームを言われることなく、感謝さえされた。

この場を借りて、貴重なお話を聞かせてくださり、御串鈫療法をさせてくださった皆さんにお礼を言いたい。「本当に、ありがとうございました」。

ALSの人と家族の方々に共通してあったのは、「自分の体験が、ALSではないかと悩んだり、ALSと診断されて途方にくれたりしている人の助けになれば」という思いだった。その思いに応えるためにも、彼らの事例をより具体的に書いた。

浮き輪を持っている者は浮き輪を投げろ

取材をとおして感動したのは、貴田さんの「浮き輪（何らかの知識や力）を持っている人は、浮き輪を投げなければならない」という一貫した態度だ。

「おぼれている人（困っている人・事実を知らない人）を見ても、自分の持っている浮き輪を投げない（助けようとしない・知らせようとしない）人間が多い」という現状認識に基づいたうえでの態度だ。

天河神社で禰宜《ねぎ》さんと話しているとき、貴田さんは、私の書いた電磁放射線に関する冊子『スマホ汚染から赤ちゃん・子どもを守る』や『5Gから身を守る』など、自ら持参してきた冊子を禰宜さんに贈呈した。そして、電磁放射線に対する危険性などを訴えた。著者である私の方が冊子を持参して来なければならないところ、荷物になると持参していなかった。恥じ入った。

貴田さんは誰に対しても、冊子を手渡すことで電磁放射線の危険性を訴えた。私が貴峰道を訪れる前から拙著を大量に買い、患者さんや周りの人たちに紹介してくれていた。彼のいかなる場所においても、自らが知っている電磁放射線の危険性を訴えるという姿勢には、ほんとうに頭が下がった。

ローカル5Gの被害者も出現

2020（令和2）年から5Gの商業サービスが始まった。貴峰道を訪れる人のなかにも、5Gによる健康被害を訴える人が来始めた。2021（令和3）年4月末に訪れたAさん（40代女性）は、「ローカル5G」の犠牲者だった。ローカル5Gとは、事業者や自治体が特定のエリア内で、自ら構築、運用することが可能な5Gネットワークシステムのことだ。

Aさんは、ローカル5Gの実証実験をしている施設で、2020（令和2）年12月〜2021（令和3）年3月末まで派遣社員として週3日働いた。野菜の栽培が行われていた施設内には5Gアンテナが設置され、4Kカメラが何十台と稼働していた。

2021（令和3）年2月半ばより、Aさんは右手の甲に熱感・痛み・痺れのような刺激を感じ、数日後には発疹が出てきた。3月に入ると、発疹と炎症は右手の甲から肘あたりまで広がった。左のうなじにも同様の発疹が出現した。

危険を感じたAさんはインターネットで5Gが人体に与える影響について検索した。そして、作業中に感じた熱感・痛み・痺れなどは5Gが原因ではないか、皮膚の異常もそのせいではないかと恐怖を感じ、3月末で退職した。

Aさんが貴峰道に治療を求めて来たとき、その場に居合わせた私が見たのは、重症のアトピー性皮膚炎のように赤くただれた皮膚だった。5Gでは4Gよりも周波数の高い電磁放射線が使われ、近距離から電磁放射線を被曝することになる。今後、知らないままに5Gの電磁放射線に晒され、Aさんのような皮膚炎になる人が増えるのではないかと、心配でならない。

ちなみに、Aさんの皮膚炎は、御中鈫療法によって著しく改善している。

多彩な御中鉱療法師たち

貴峰道には、自らや家族の体調不良・病気が御中鉱療法で治ったことから、同療法を学び、御中鉱療法師をめざして研修に励む人が多い。

岐阜県から毎月上京して、2週間、御中鉱療法師として働く70代の男性、月に一度、名古屋から日帰りで通っている50代の男性など、遠方から通っている人もいる。また、期間を限定して地方から上京し、集中的に御中鉱療法を学んで帰る人も多い。

すでに自らの治療院や施術所をもちながら、月に何日か定期的に貴峰道で働いている人も多い。みなさん、貴峰道で難病の人たちの施術に当たることで、治療家として学ぶことが多いからだという。また、貴峰道でしか得られない感動する場面に多く遭遇することも多いからだという。

本書に関わるすべての方に感謝

本書を書くに当たっては、ALS以外の人たちにも取材させていただいた。貴田さんの紹介があったとはいえ、快く応じていただき感謝しています。皆さん、ありがとうございました。

日本画家の千住博画伯（2020年に高野山金剛峯寺に障屏画《しょうへい》「瀧図」「断崖図」を奉納。2021年に日本芸術院賞・恩賜賞受賞）、貴重な推薦の言葉をありがとうございました。長年、御申鈦の治療を受けられ、その価値を真に理解する画伯に帯の言葉をいただけたことはこのうえない喜びです。

本書の発行をわがことのように喜び、あらゆる協力をしてくださった貴田晞照さん、本当に感謝しています。そして、貴峰道で10年以上働いているベテラン御申鈦療法師の榎本典子さん、大変お世話になりました。彼女はまさに貴峰道の「縁の下の力持ち」。取材対象者への連絡など一手に引き受けていただきました。ありがとうございました。

本書の出版を今回もまた快く引き受けてくださった鳥影社の百瀬誠一社長、丁寧な編集をいつもしてくださる編集者の北澤晋一郎さん、本書にふさわしい装丁をしてくださった吉田格さん、本当にありがとうございました。鳥影社のみなさん、いつもありがとうございます。

最後に、本書を最後まで読んでくださった同時代の読者の皆様、ありがとうございました。

2021年5月25日

古庄弘枝

おわりに

参考文献

『超医療　御中鈫』（貴田晞照著　扶桑社）
『万能治療　東洋医学数千年の教えをくつがえすごしんじょう療法』（貴田晞照著　総合法令）
『究極の癒し　御神鈫療法』（貴田仙峰貴著　KKロングセラーズ）
『あなたの子供はこんなに危険にさらされている』（七田眞編　総合法令）
『奇跡の医療　医師に見放された人たちを救った「気の療法」の記録』（豊田正義著　幻冬舎）
『香薬師像の右手　失われたみほとけの行方』（貴田正子著　講談社）
『スマホ汚染　新型複合汚染の真実！』（古庄弘枝著　鳥影社）
『スマホ汚染（電磁放射線被曝）から赤ちゃん・子どもを守る』（古庄弘枝著　鳥影社）
『5G（第5世代移動通信システム）から身を守る』（古庄弘枝著　鳥影社）
『5Gストップ！　電磁波過敏症患者たちの訴え&彼らに学ぶ電磁放射線から身を守る方法』（古庄弘枝著　鳥影社）
『見えない汚染「電磁波」から身を守る』（古庄弘枝著　講談社＋α新書）

参考文献

『携帯電話亡国論—携帯電話基地局の電磁波「健康」汚染』（古庄弘枝著　藤原書店）
『香害（化学物質汚染）から身を守る』（古庄弘枝著　鳥影社）
『クロス・カレント　電磁波—複合被曝の恐怖』（ロバート・O・ベッカー著　船瀬俊介訳　新森書房）
『携帯電話　隠された真実』（デヴラ・デイヴィス著　プレシ南日子訳　東洋経済新報社）
『携帯電話と脳腫瘍の関係　ついに科学が明らかにした！』（マーティン・ブランク著　近藤隆文訳　飛鳥新社）
『生体電気信号とはなにか　神経とシナプスの科学』（杉晴夫著　講談社）
『生体と電磁波』（坂部貢・羽根邦夫・宮田幹夫著　丸善出版）
『スマホ社会が生み出す有害電磁波　デジタル毒』（内山葉子著　ユサブル）
『スマホ脳』（アンデシュ・ハンセン著　久山葉子訳　新潮選書）
『愛は脳を活性化する』（松本元著　岩波書店）
『新ALSケアブック・第二版 筋萎縮性側索硬化症療養の手引き』（日本ALS協会編　川島書店）
『病気がみえる vol.7　脳・神経』（医療情報科学研究所編集　メディックメディア）
『皮膚は考える』（傳田光洋著　岩波書店）

『第三の脳　皮膚から考える命、こころ、世界』（傳田光洋著　朝日出版社）
『賢い皮膚―思考する最大の〈臓器〉』（傳田光洋著　ちくま新書）
『皮膚感覚と人間のこころ』（傳田光洋著　新潮選書）
『驚きの皮膚』（傳田光洋著　講談社）
『皮膚はすごい　生き物たちの驚くべき進化』（傳田光洋著　岩波書店）
『目からウロコの修験道』（伊矢野美峰著・監修　学習研究社）
『修験道　その教えと秘法』（伊矢野美峰著　大法輪閣）
『山岳信仰』（鈴木正崇著　中公新書）
『氣の威力』（藤平光一著　幻冬舎）
『気の発見』（五木寛之・望月勇著　平凡社）
『ドイツ発「気と波動」健康法』（ヴィンフリート・ジモン著　イースト・プレス）
『世界に広がる「波動医学」―近未来医療の最前線』（船瀬俊介著　共栄書房）
『続・超医療「気」の力が病を治す』（久保田正子著　貴峰道ホームページでの連載コラム）
『御中鈫療法　万人が名医になれる』（日本貴峰道協会パンフレット）

【貴峰道のホームページ】

http://www.kihodo.com/

電話　０３―３４６０―０９０１

ＦＡＸ　０３―３４６０―０９０２

〒１５１―００６５

東京都渋谷区大山町２―１７―３０２

【アクセスマップ】

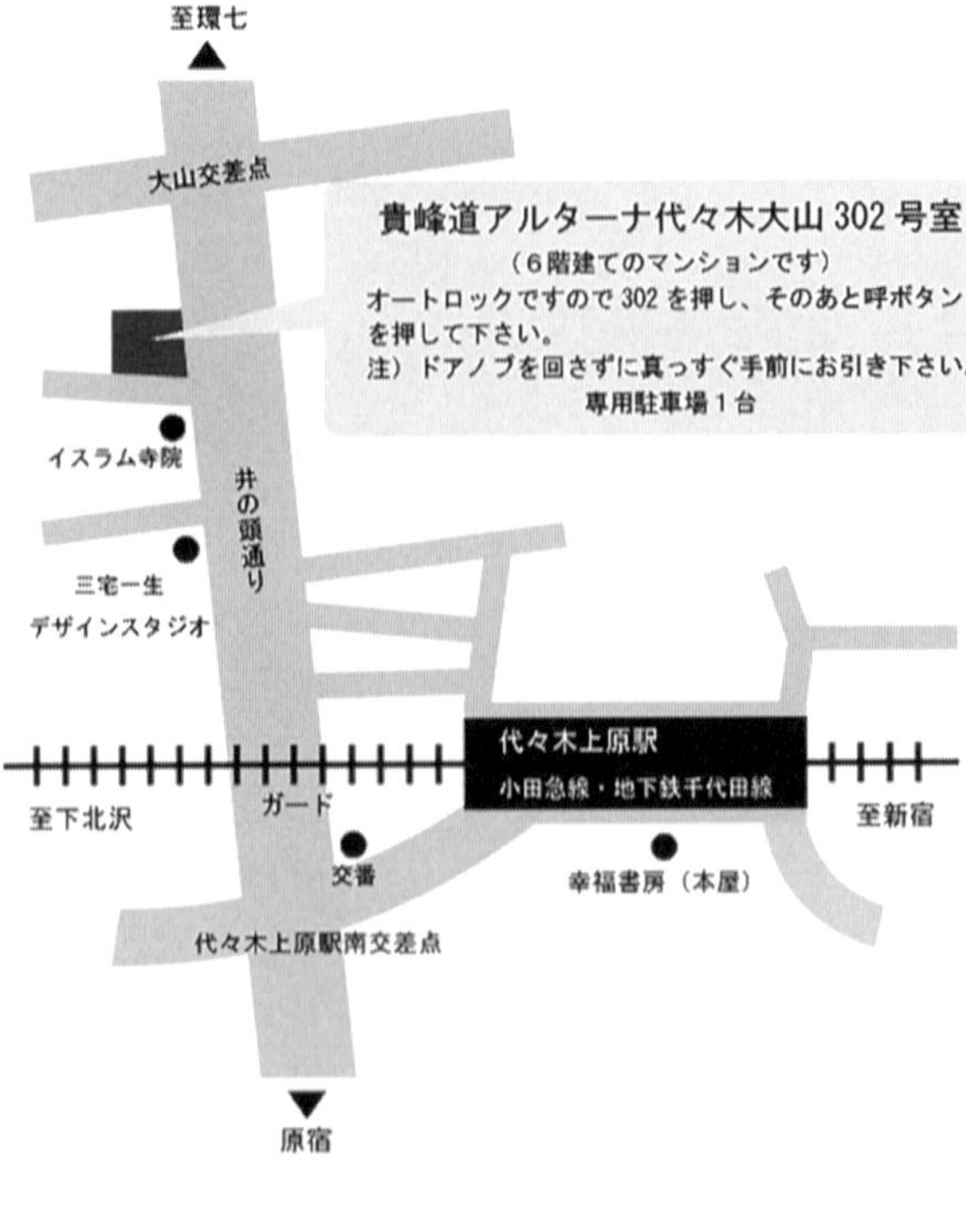

〈著者紹介〉

古庄弘枝（こしょう　ひろえ）

大分県・国東半島生まれ。ノンフィクションライター。

著書に以下のものがある。

『5G ストップ！電磁波過敏症患者たちの訴え＆彼らに学ぶ電磁放射線から身を守る方法』（鳥影社）
『5G（第５世代移動通信システム）から身を守る』（鳥影社）
『スマホ汚染　新型複合汚染の真実！』（鳥影社）
『スマホ汚染（電磁放射線被曝）から赤ちゃん・子どもを守る』（鳥影社）
『マイクロカプセル香害──柔軟剤・消臭剤による痛みと哀しみ』（ジャパンマシニスト社）
『香害（化学物質汚染）から身を守る』（鳥影社）
『携帯電話亡国論　携帯電話基地局の電磁波「健康」汚染』（藤原書店）
『あらかい健康キャンプ村──日本初、化学物質・電磁波過敏症避難施設の誕生』（新水社）
『見えない汚染「電磁波」から身を守る』（講談社＋α新書）
『沢田マンション物語──２人で作った夢の城』（講談社＋α文庫）
『モー革命──山地酪農で「無農薬牛乳」をつくる』（教育史料出版会）
『どくふれん（独身婦人連盟）──元祖「シングル」を生きた女たち』（ジュリアン）
『彼女はなぜ成功したのか』（はまの出版）
『就職できない時代の仕事の作り方』（はまの出版）
『「わたし」が選んだ 50 の仕事』（亜紀書房）
『女たちのロングライフ物語　老人ホームではなく大家族をつくる』（鳥影社）

ALSが治っている
純金製の氣の療法
「御申鉱療法」

定価（本体 1600 円＋税）

2021年7月15日初版第1刷印刷
2021年7月21日初版第1刷発行
著　者　古庄弘枝
発行者　百瀬精一
発行所　鳥影社 (www.choeisha.com)
〒160-0023 東京都新宿区西新宿3-5-12トーカン新宿7F
電話 03-5948-6470, FAX 0120-586-771
〒392-0012 長野県諏訪市四賀229-1（本社・編集室）
電話 0266-53-2903，FAX 0266-58-6771
印刷・製本　シナノ印刷

ISBN978-4-86265-908-8　C0040

古庄弘枝の本
（表示価格は税込みです）

スマホ汚染　新型複合汚染の真実！
四六判　508頁　1980円

赤ちゃんのからだに電磁放射線をあびせないで！　電磁波、香料、農薬、遺伝子組換食品……身近に迫る危険。

（電磁放射線被曝）スマホ汚染から赤ちゃん・子どもを守る
ムック判　56頁　550円

自分や胎児、赤ちゃん、子どもたちを電磁放射線被曝から守るためには、自分で自衛策をとるしかない。

香害（化学物質汚染）から身を守る
ムック判　60頁　550円

香料の正体は、様々な溶剤を添加して作られた化学物質のかたまりであり、化学物質過敏症（MCS）を引き起こしている。

5G（第5世代移動通信システム）から身を守る
ムック判　56頁　550円

5Gとは何か。何が危険か。身を守る方法は？　全ての生物に対して、生存をおびやかすその危険性、そして対策。

5Gストップ！　電磁波過敏症患者たちの訴え＆彼らに学ぶ電磁放射線から身を守る方法
ムック判　60頁　550円

患者たちの体験談や独自の対策法をまとめた5Gシリーズ第2弾。計測器などの対策グッズの紹介、各国の動きも。